Pie Diabético

EDITOR: *Diego Molina Ruiz*

Copyright © 2016 Diego Molina Ruiz

Edita: Molina Moreno Editores molina.moreno.editores@gmail.com

Tapa blanda, Nº páginas 102. Diseño de portada: Diego Molina Ruiz

Título de la obra: Pie Diabético

Libro número 12

Serie: Notas sobre el cuidado de Heridas

Primera edición: 16/09/2016

Autoras:

Autora: Gloria Bermejo Pérez

Autora: Alba Flores Reyes

Diego Molina Ruiz Ed.

All rights reserved / Todos los derechos reservados

ISBN-10: 153774108X
ISBN-13: 978-1537741086

Edición impresa en papel y ebook disponible en:
www.amazon.com y www.amazon.es

TÍTULO DE LA OBRA:

PIE DIABÉTICO
LIBRO NÚMERO 12
SERIE: NOTAS SOBRE EL CUIDADO DE HERIDAS

AUTORAS:

GLORIA BERMEJO PÉREZ

ALBA FLORES REYES

EDITOR: *Diego Molina Ruiz*

PRESENTACIÓN

La rápida evolución que en los últimos años han experimentado los conocimientos científicos, los medios técnicos, el desarrollo farmacológico y el propio sistema de salud se evidencia en la práctica clínica diaria. Esta práctica comprende un conjunto de actividades que buscan responder a la necesidad de revelar, diagnosticar o examinar lesiones con fines clínicos o de investigación. En base a ello, los profesionales de la salud, desplegamos toda una actividad curativa o paliativa utilizando para ello técnicas y procedimientos propios.

La referencia a los cuidados está presente en todo el recorrido de la obra. Destaca ante todo que es una compilación centrada en los cuidados. El lector puede comprobar gratamente, que junto a un catálogo de variadas técnicas articuladas de manera concisa y completa, contiene actividades derivadas del cuidado, enunciadas con una terminología propia y entendible. Además de una exhaustiva y pormenorizada descripción de las técnicas imprescindibles, quien se acerque a sus páginas va a encontrar los elementos más reconocibles de cuidar en distintos lugares tanto en un ambiente clínico como en el domicilio del paciente. En este aspecto, en el texto se recupera la visión centrada en el paciente y no tanto hacia la técnica.

Por otra parte, se trata de una obra colectiva que ha conseguido reunir a un destacado grupo de profesionales. Esta acertada mistura de autores aporta un profundo saber práctico y actualizado, muy útil para la clínica, que es la que caracteriza a la cultura del cuidado. Si bien, cuidar de un modo excelente no es un acto o conjunto de acciones que se puedan improvisar o protocolizar. Es necesaria la individualidad, la especificidad del cuidado, que deben ir más allá de la técnica.

La obra completa denominada "Notas sobre el cuidado de heridas" se compone de 15 libros, de los cuales los 14 primeros tratan de manera específica distintos temas como son: Los distintos tipos de Heridas, Quemaduras, Lesiones cutáneas, los Cuidados tanto de Ostomías como de Traqueotomías, las diferentes tipos de Úlceras, y el Pie Diabético. Y por último el número 15 es un libro Resumen o Compendio que recoge o engloba a los 14 anteriores.

Para terminar, es importante para mí el agradecer a todos los componentes de éste ambicioso Proyecto Editorial todo el esfuerzo que han realizado, desde el estudio pormenorizado de los temas, conciso y conforme a los más recientes hallazgos de la investigación y tecnología, hasta las pautas éticas, poniendo a disposición de la sociedad en general, lo que pueda ser un referente necesario de práctica clínica en el cuidado avanzado de Heridas.

Diego Molina Ruiz

EDITOR: *Diego Molina Ruiz*

DEDICATORIA

El presente libro en particular y la colección "Notas sobre el Cuidado de Heridas" a la que pertenece, en general, van dedicados a todas las personas que padecen alguna de las lesiones que aquí se tratan. A las personas que las cuidan, sean familiares, profesionales o amigos. Y también a todas la personas interesadas en conocer o practicar todo el saber que su lectura ofrece.

¡Salud y Ánimo!

Diego Molina Ruiz

CONTENIDO

	Agradecimientos	i
1	Introducción	1
2	Conceptos	3
3	Exploración	7
4	Clasificación	13
5	Cuidados	15
6	Tratamiento	25
7	Amputación	35
8	Dolor	39
9	Resumen	43
10	Bibliografía	47
11	Anexos	59

AGRADECIMIENTOS

A todo el elenco de autores que han hecho possible la elaboración del presente libro y en su conjunto toda la colección que forman la serie denominada "Notas sobre el Cuidado de Heridas". Un equipo de profesionales que destacan por su incansable interés por la innovación basada en la evidencia. El conocimiento apoyado por la investigación y la experimentación de practicas clínicas que conforman la experiencia del trabajo diario. Con la observación y recogida de las anotaciones necesarias para ser plasmadas y compartidas a través los textos incluidos en ésta obra.

1 INTRODUCCIÓN

El presente libro sirve como ayuda para el día a día de los profesionales de enfermería, enfocado al contexto del pie diabético, debido a que se trata de un problema de salud de suma magnitud por su alta prevalencia en la población y es una causa común de hospitalización y atención primaria.

Además, es una de las complicaciones más graves de la diabetes mellitus (tanto de la diabetes tipo 1 como tipo 2), dado el efecto en la calidad de vida de los diabéticos y el coste económico en sanidad. Por ello, es un tema de importancia que debe ser tratado desde un punto de vista multidisciplinar, requiriendo colaboración y comunicación por parte de diversos profesionales como son enfermería, ortopedia, podología y medicina para lograr un manejo integral del paciente diabético[1,2].

Uno de los colectivos sanitarios más implicados en esta labor es el de enfermería, encargada de los cuidados de salud y de realizar las curas a los pacientes. Enfermería a su vez tiene un papel de identificador de riesgos y de educador, puesto que las complicaciones son susceptibles de prevenirse, disminuyendo así la morbimortalidad y el ahorro potencial de recursos para paliar las consecuencias[2].

La demanda clínica y la difícil accesibilidad del paciente a otros profesionales encargados del manejo del pie diabético implica que, en muchas ocasiones, el responsable último sea el enfermero, implicando una gran carga asistencial al realizar el seguimiento de unos casos de larga evolución, alta prevalencia y tratamiento variado[2].

Por lo que, con este libro, pretendemos conseguir que se conozca el actual abordaje terapéutico del pie diabético antes, durante y después (continuidad de cuidados) basado en las técnicas de tratamiento más actuales de la mejor y más actualizada evidencia científica. En éste reflejamos la etiología del pie diabético, las características epidemiológicas, una correcta inspección y valoración del pie, estratificación del riesgo, su prevención y educación, los cuidados y un adecuado manejo del dolor.

También pretendemos que sea un libro de fácil acceso para los profesionales de enfermería en su desempeño diario, de modo que puedan solventar sus dudas y ayude a dar el trato más adecuado para un cuidado bio-psico-social de la persona que padece pie diabético alejándonos de aquellas actuaciones sin fundamento o de errores. Todo ello está siempre ligado al último objetivo de obtener la independencia del paciente, para que éste pueda aplicarse correctamente autocuidados, ya que independencia es sinónimo de calidad de vida.

2 CONCEPTOS

2.1 DEFINICIÓN

Los criterios que definen a una persona diabética, según afirma la Organización Mundial de la Salud (OMS), son unas cifras de glucosa en sangre igual o superior a 126 mg/dl, una hemoglobina glicosilada superior al 6,5% o que la glucemia en un test de sobrecarga oral de glucosa sea igual o superior a 200 mg/dl. Partiendo de esta base, una vez diagnosticada la diabetes mellitus (DM) en una persona, cabe considerar uno de los problemas secundarios más graves de la enfermedad: el pie diabético[2].

Definimos como pie diabético al pie con heridas o úlceras en una persona que padece diabetes. Consiste en un trastorno de los pies provocado por la neuropatía, isquemia e infección que provocan alteraciones tisulares o úlceras secundarias a microtraumatismos, ocasionando una importante morbilidad que puede devenir en amputaciones"[2].

Las manifestaciones clínicas del pie diabético son[2]:
- Úlceras
- Pie artropático o artropatía de Charcot
- Necrosis digital
- Celulitis y linfagitis
- Infección necrotizante de tejidos blandos
- Osteomielitis

Las complicaciones más frecuentes del pie diabético son la isquemia, el dolor neuropático y la infección (la hiperglucemia mantenida altera la función de los leucocitos)[2]. A su vez, las consecuencias del pie diabético pueden ir desde la hospitalización para administrar antibióticos a la amputación de un dedo del pie, del pie o pierna completos[1].

2.2 ETIOLOGÍA

La mayoría de los problemas de pie que padecen las personas con DM surgen principalmente por dos complicaciones serias de la enfermedad[1,2]:

- Neuropatía periférica: Daño de los nervios periféricos que produce disminución de sensibilidad y piel seca y agrietada. Al disminuirse la sensibilidad, la probabilidad de realizarse una herida aumenta, sobre todo si la piel es seca y se encuentra agrietada, proporcionando a su vez una buena oportunidad para que las bacterias ingresen y causen infección. En etapas iniciales de la neuropatía periférica, la primera afectación se produce en la sensibilidad profunda, y más adelante, en la sensibilidad táctil superficial, dolorosa y térmica.
- Vasculopatía periférica: Provoca mala circulación reduciendo el flujo de sangre en los tejidos. Las arterias de mediano y gran calibre pueden afectarse por la isquemia, de forma que se calcifican y se altera la presión arterial a nivel de las arterias tibiales. Además, asociada a isquemia de diferente grado puede observarse una atrofia progresiva de la musculatura más sequedad de la piel.

La falta de sensibilidad y el flujo de sangre reducido facilitan que una pequeña ampolla o herida avance hasta convertirse en una infección seria en cuestión de días[1].

Cabe destacar, además de las dos complicaciones de la DM nombradas anteriormente, los siguientes factores de riesgo más frecuentes encontrados en el pie diabético[2]:

- Deformidades en el pie. A nivel osteoarticular suelen apreciarse cambios con cierta frecuencia, como la aparición de dedos en garra o en martillo, hallux valgus y/o artropatía de Charcot, además de engrosamiento de la piel del pie que provoca restricción en la movilidad articular; estos agentes generan un aumento de presión plantar máxima en la zona, ocasionando la formación de callosidades que pueden evolucionar a lesiones pre-ulcerosas[2,3,4].
- Historia de úlceras previas
- Amputación previa
- Edad avanzada o tiempo de evolución de enfermedad superior a 10 años
- Mal control metabólico

- Calzado no adecuado
- Higiene y cuidados deficientes de pies
- Nivel socioeconómico bajo
- Tabaquismo/Alcoholismo
- Aislamiento social.

Podría decirse por tanto que el pie diabético es el resultado del efecto combinado de la neuropatía, la angiopatía y el mayor riesgo de infecciones, junto con el efecto de las presiones intrínsecas y extrínsecas secundarias a malformaciones óseas en los pies[2].

Las úlceras neuropáticas suelen sobreinfectarse por microorganismos de diversa índole, en su mayoría de naturaleza saprófita como estafilococos y estreptococos. También pueden encontrarse, en el caso de que las úlceras sean profundas, organismos aerobios y anaerobios como Escherichia coli y Clostridium perfringens. Tales microorganismos pueden llegar a invadir los tejidos profundos ocasionando cuadros como celulitis y artritis séptica[2].

Las personas que presentan una o más de las complicaciones o factores de riesgo mencionados, deben ser controladas al menos cada seis meses. Es por ello que, para la salud general y la prevención de problemas que dañan el pie, las personas con DM deben seguir una serie de cuidados generales diarios y controles frecuentes desde atención primaria[1] como reflejamos en el apartado 5 de este libro "Cuidados generales/educación sanitaria".

2.3 FACTORES EPIDEMIOLÓGICOS Y SOCIOECONÓMICOS

La Organización Mundial de la Salud (OMS) calcula que en 2014 la prevalencia mundial de la diabetes fue del 9% entre los adultos mayores de 18 años[5]. En España, la DM afecta a más del 13% de la población adulta mayor de 18 años y su prevalencia sigue aumentando año tras año. Las cifras de prevalencia de pie diabético oscilan entre el 8 y el 13% de los pacientes con DM según edad, género y lugar de origen. El pie diabético afecta mayormente a la población diabética entre 45 y 65 años[2].

La diabetes va incrementando año tras año en todos los países. La Asociación Norteamericana de Diabetes señala al grupo étnico, la edad y los condicionantes socioeconómicos como causas que modifican la prevalencia de DM. Según la federación internacional de la diabetes, en los años 2011 y 2012 unas 366 millones de personas en el mundo tenían DM de forma establecida, estimándose unas 280 millones que potencialmente podían desarrollarla. En el caso de no realizar actuaciones en este sentido, el número de personas aquejadas de diabetes para 2030 llegará a la cifra de 552 millones, incluyendo en esta estimación a otros 298 millones de personas con riesgo potencial de desarrollarlas y que muy probablemente desarrollarán la enfermedad[2,6].

Al mismo tiempo, la DM no solo es una entidad clínica importante por el número de personas afectadas, sino también por los costes socioeconómicos asociados. Los gastos estimados de una persona con DM1 oscilan entre 1.262 y 3.311€ por persona/año y para un paciente con DM2 hablaríamos de cifras de entre 381 y 2.560€ por paciente/año[2]. Podría decirse que el 11% de los gastos en sanidad van destinados a adultos de 20-79 años con DM[6].

Además, según la federación internacional de la diabetes, el 80% de las personas diabéticas viven en países de ingresos medios y bajos y ha causado la muerte de 4'6 millones de personas en 2011[6].

En el momento del diagnóstico de DM, se ha detectado que aproximadamente el 66% de los pacientes ya presentan criterios de neuropatía periférica. Por tanto, se considera ésta la complicación más prevalente de la DM y cuya relación está muy ligada a los procesos fisiopatológicos causantes del pie diabético. En relación a la prevalencia de isquemia de miembros inferiores en pacientes diabéticos, se demostró que aproximadamente era del 22'6%[2].

Respecto a lo que refiere a las úlceras en el pie, el 65-70% de los pacientes diabéticos ingresados por úlcera diabética presentan un grado variable de isquemia en miembro inferior, lo cual es un claro reflejo de la variabilidad de presentación del pie diabético[2].

Hasta el 50% de los diabéticos pueden desarrollar úlceras en el pie durante su vida; de estos pacientes un 20% sufrirán una amputación en miembro inferior secundaria a la misma. La incidencia de amputaciones en pacientes diabéticos se sitúa entre 2,5-6/1000 pacientes/año[2].

En relación a la amputación no traumática de miembros inferiores, la primera causa es la DM. La probabilidad de que un paciente diabético sufra amputación de miembros inferiores es elevada; aproximadamente un 5% en pacientes con DM1 y 7% en DM2. Además, hasta el 85% de quienes sufren amputaciones secundarias al pie diabético han padecido con anterioridad una úlcera diabética. Se cree que más del 50% de estas amputaciones podrían prevenirse con la realización de unas sencillas recomendaciones sobre el cuidado de los pies[2].

El deterioro en la calidad de vida de estos pacientes y el impacto económico derivado de su atención no se pueden menospreciar, siendo las complicaciones del pie la primera causa de hospitalización entre los pacientes diabéticos[4].

3 EXPLORACIÓN

En cuanto a la Exploración para el Diagnóstico:

3.1 OBJETIVOS

La exploración del pie diabético en Atención Primaria tiene como objetivo general reducir la incidencia del pie diabético y como objetivos específicos[7,8,9,10]
- Detectar el pie de riesgo de forma precoz
- Prevenir la aparición de la lesión
- Detectar precozmente la lesión
- Detectar lesiones desconocidas
- Realizar el seguimiento de la lesión
- Prevenir nuevas lesiones
- Prevenir la amputación
- Reducir el número de ingresos en hospitales
Reducir la mortalidad debida a las complicaciones

3.2 FRECUENCIA DE EXPLORACIÓN

Una clasificación adecuada y un buen seguimiento pueden reducir la prevalencia de amputaciones de manera relevante. Desde el momento en el que se le diagnóstica a un paciente Diabetes Mellitus II o a los 10 años de evolución de la Diabetes Mellitus I, todos deberán tener inspeccionados sus pies.

A partir de la exploración inicial, se le designarán un nivel de riesgo, el cual dictará a su vez la asiduidad con la que los pacientes deberán pasar por atención primaria para el control de sus pies. De esta manera y según la Sociedad Española de Diabetes, aquellos pacientes, en los que en la exploración se detecta una buena sensibilidad y circulación sanguínea, se revisaran los pies anualmente; mientras que si se le diagnosticaran de neuropatía, ausencia de pulsos u otro factor de riesgo sería necesario que pasara por su centro de salud cada 3-6 meses. En el caso de que el paciente presente alto riesgo de padecer úlceras, ya sea por tener neuropatía o pulsos ausentes junto a deformidad o cambios en la piel, o por haber tenido anteriormente una, se incrementara la frecuencia hasta 1-3 meses[8,9,10,11,12,13]. Para una información más detallada sobre las características y frecuencia de inspección recomendada según riesgo (*Ver Anexo 1*) según la Sociedad Española de Diabetes (SED) y Asociación Americana de Diabetes (ADA)[14]

3.3 TÉCNICAS PARA EL DIAGNÓSTICO

El protocolo de detección del pie diabético en primaria no requiere de tecnología sofisticada. El diagnóstico del pie diabético debería estar basado en la revisión de la historia del paciente, la exploración de los pies y en su caso pruebas complementarias[9,10,11,15].

- Historia clínica:

Se deberá poner atención a antecedentes médico-quirúrgicos de interés e historial social como son[10,16,17]:

- Edad
- Años de evolución de la DM
- Grado de control de la diabetes y niveles de la Hemoglobina glicosilada (HbA1c)
- Existencia de complicaciones crónicas de la diabetes como retinopatía, nefropatía, etc.
- Presencia de factores de riesgo cardiovasculares como la obesidad, hipertensión, la hipercolesterolemia, el tabaquismo o el alcohol
- Neuropatías coadyuvantes
- Previa ulceración o amputación de las extremidades
- Previa educación en cuidados de pie
- Actitud de negación de la enfermedad
- Presencia de historia podológica previa
- Pobre acceso al sistema sanitario y/o aislamiento social
- Deformidad
- Ausencia de pulsos pedales

- Anamnesis:

Es conveniente preguntar al paciente sobre los síntomas patológicos que experimenta en su día a día. Esto nos orientará hacia el diagnóstico[7,10,18]:

- ¿Tiene hormigueos?
- ¿Tiene calor o frío en los pies?
- ¿Tiene dolor en los pies y/o en las piernas? ¿Cuándo le duele más?
- ¿Cuándo camina tiene que pararse?
- ¿Le sudan los pies?

- Inspección de los pies:

    - Piel: se evaluará la coloración, hidratación, y temperatura de la piel, vello, presencia de callos, fisuras, eccema, heridas, edemas y/o úlceras previas[10,12,13].

    - Uñas: se explorará en busca de micosis, edemas subungueales, uñas mal cortadas o encarnadas que podrían provocar lesiones[7].

    - Deformidades y alteraciones biomecánicas: se atenderá a la existencia de puntos de alta presión en pies planos, de Charcot, con Hallux Valgus, dedos en garra o de martillo[7,10,13].

- Exploración neurológica:
    - Sensibilidad a la presión: Monofilamento de Semmes-Weinstein 5.07. Está compuesto por un filamento de nailon adherido a un mango y permite provocar una presión de 10g independientemente de con la fuerza del personal sanitario. Este se debe aplicar perpendicularmente hasta que se curve (no más de 1-2 seg.) en mínimo 3 zonas claves de cada pie: superficie plantar de la falange distal del primer dedo, superficie plantar de la cabeza del primer metatarsiano y superficie plantar correspondiente al quinto metatarsiano. Cada una de ellas sumará 1 punto. En caso de que exista hiperqueratosis o lesiones sobre ellas, se realizará en zonas circundantes para facilitar la fiabilidad del resultado. El paciente deberá cerrar los ojos y confirmar donde ha sentido la presión sin esperar ninguna pregunta. Se considerará válido un

índice de sensibilidad de 6/6[8,10,12,13,15].

- Sensibilidad a la vibración: se colocará el diapasón de 128 Hz graduado de Rydel-Seifferf sobre la base de la uña del primer dedo del pie. El paciente deberá indicar si percibe la vibración y cuándo deja de hacerlo. En el caso de no tener diapasón se podrá utilizar un biotensiómetro o neurotensiómetro[10,12,15].

- Sensibilidad táctil: se evaluará posando un algodón o pincel sobre el dorso o lateral del pie[7,10].

- Sensibilidad térmica: se utiliza una barra térmica o en su defecto el mango del diapasón y el paciente deberá notar la diferencia de temperatura de los dos extremos[7].

- Sensibilidad algésica: se provocará sensación de dolor con un alfiler de punta roma en el repliegue ungueal del primer dedo y en la planta del pie (cabezas metatarso y base del primer dedo)[7,10].

- Reflejos aquíleos: se comprobará la estimulación del tendón de Aquiles dando un pequeño golpe con el martillo neuropercutor. La ausencia de respuesta refleja indicará afectación neuropática[10,12].

• Exploración vascular.

- Palpación de pulsos: se comprobará la presencia de pulso poplíteo (en la región poplítea flexionando la pierna sobre el muslo), tibial posterior (en el canal retromaleolar interno) y pedio (en el dorso del pie por fuera del tendón del extensor propio del 1º dedo)[7,10,11,12,13].

- Índice tobillo-brazo (ITB): se realizará el ITB si existe enfermedad cardiovascular, pie diabético o de alto riesgo, o en pacientes mayores de 50 años. Se trata de una técnica que diagnóstica la enfermedad arterial periférica (EAP) a través del cociente entre la presión arterial sistólica del tobillo (arteria pedial o tibial posterior) y la del brazo (la mayor de ambos). En el caso de no percibir las arterias con los dedos, será necesario un aparato de Doppler. El resultado óptimo del ITB sería de 0,9-1,3, indicando EAP si es menor y posibles calcificaciones si es mayor, (*Ver en Anexo 2*)[11,15].

3.4 ESCALAS PARA EL DIAGNÓSTICO

- La "60 Second Foot Screening Tool". Esta herramienta fue desarrollada por el Ministerio de Salud de Guyana para maximizar la eficiencia de la rutina diaria en la práctica clínica. Hoy en día es usada internacionalmente para detectar el riesgo de pie diabético en 60 segundos y fue diseñada para identificar cualquier "sí" a los factores de riesgo en ambos pies. Entre ellos incluye: la historia clínica del paciente (previas úlceras o amputaciones), el examen físico (deformidad, uña encarnada, ausencia de pulsos pedales), las posibles lesiones (úlceras, fisuras, callos, ampollas) y los signos de neuropatía periférica. Si existe uno o más síes habrá que realizar un seguimiento y poner en práctica técnicas de prevención y tratamiento[8,9]. Para una información más detallada del Screening for the High-Risk Diabetic Foot: A 60-second Tool (2012), (*Ver Anexo 3*)[8]:

- La "60-second Diabetic Foot Screen": existe una escala similar a la anterior validada por la Canadian Association of Wound Care. Esta comprende 12 factores a tener en cuenta a la hora de diagnosticar el pie diabético. En primer lugar se inspeccionaría piel, uñas, deformidades y zapatos; en segundo lugar se tocarían los pies para comprobar la temperatura la presencia de hallux valgus; y por último, se evaluaría la sensibilidad mediante monofilamento y anamnesis, los pulsos pedales y la existencia de rubor y/o eritema. Dependiendo de la puntuación total se procederá a realizar el seguimiento cada mes, cada 3 meses, 6 meses o cada año[19,20]. Para una información más detallada sobre Inlow´s 60-second Diabetic Foot Screening Tool (*Ver Anexo 4*)[19]:

4 CLASIFICACIÓN

En la valoración del pie diabético resulta necesaria la identificación de la úlcera y la presencia de infección, así como la evaluación del estado vascular de las extremidades inferiores. Por ello, el uso de clasificaciones que utilicen las definiciones estandarizadas permite evaluar el curso clínico y los resultados de diversos tratamientos.

Con esta finalidad se han creado múltiples clasificaciones mundialmente aceptadas, dentro de las cuales podemos nombrar la de Wagner, Texas, PEDIS, San Elián entre otras[20].

El sistema PEDIS ha sido propuesto por el Grupo de Trabajo Internacional del Pie Diabético. Este sistema clasifica las úlceras según cinco características: perfusión, extensión, profundidad, presencia de infección y sensación.

La escala de Texas clasifica las úlceras del pie diabético en 4 grados según la profundidad, y a su vez, valora la presencia o ausencia de infección e isquemia. Sin embargo, se ha demostrado dificultad en la aplicación de su uso en la práctica diaria[15].

La utilización de la clasificación de Wagner ayuda a prevenir la amputación facilitando el tratamiento y seguimiento del estado del pie diabético. Esta se basa en la profundidad, presencia de osteomielitis o gangrena y la extensión de la necrosis tisular. Es la escala más utilizada por su simplicidad y claridad, e integra seis estados donde el 0 es el pie de riesgo y el 6 es un pie que presenta gangrena extensa. No obstante, esta clasificación tiene la desventaja de no poder valorar todo los tipos de ulceras de pie diabético ya que no tiene en cuenta dos parámetros de significativa importancia como son la isquemia y la infección[15,20]. Para una información más detallada sobre la clasificación de Wagner, *(Ver Anexo 5)*[20].

En caso de que exista infección se procederá a utilizar la Infectious Diseases Society of America[11,15]. Esta clasificación subdivide el pie en tres categorías según la profundidad de la infección en el pie, pudiendo afectar desde la piel hasta llegar al sistema entero. Para una mayor información de la Clasificación clínica de la infección del pie diabético según infectious Diseases Society of America (IDSA), *(Ver Anexo 6)*[11].

5 CUIDADOS

Para prevenir o impedir la aparición de complicaciones derivadas del pie diabético o evitar el agravamiento de éstas en caso de que existan, es necesaria una buena relación enfermera-paciente y una buena cooperación con el paciente y sus familiares, para que se responsabilice de seguir nuestras recomendaciones y directrices. Para ello debemos centrarnos fundamentalmente en la importancia de un adecuado control diabético para que las cifras de glucemia se mantengan dentro de los valores normales, al igual que llevar una dieta adecuada indicada especialmente para la diabetes y para el pie diabético, evitar el hábito tabáquico, realizar ejercicio según las posibilidades de cada paciente individualmente, así como prevenir factores de riesgo como son la obesidad o la hipertensión.

También es importante recordar algunos cuidados diarios como son el adecuado aseo de los pies y su inspección para contemplar que no existe ningún problema o deformidad o que las uñas están adecuadamente recortadas, así como usar diariamente un calzado adecuado a cada situación. Por ejemplo, debe emplearse un calzado específico durante el ejercicio físico.

Por último mencionar que es imprescindible acudir a los controles de atención primaria que estén programados para valorar su seguimiento y evolución de forma continua.

5.1 CUIDADOS DIARIOS

5.1.1 CONTROL GLUCÉMICO

El control glucémico es el primer objetivo en el tratamiento de las personas que padecen diabetes Mellitus (DM). Es muy importante que el paciente diabético tanto tipo I como II mantengan un adecuado control de la glucemia (normoglucemia) para evitar las complicaciones agudas y crónicas que pueden dar lugar a pie diabético o el avance de este. Es imprescindible saber si el paciente lleva a cabo un buen control glucémico y esto se manifiesta en la ausencia de síntomas y de complicaciones[21].

Los valores deseables son aquellos cercanos a los valores de una persona sana. Según Iglesias, Barutell, Artola & Serrano[22], "Glucemia basal y preprandial 70-130mg/dl; Glucosa posprandial: Menos de 180mg/dl, y A1C: 7%". El término preprandial corresponde a los niveles de glucosa en la sangre antes de comer, y el término posprandial a las concentraciones de glucosa después de comer.

Además, para un óptimo control glucémico es necesario conocer el perfil individual de cada paciente, así como su edad, su situación de enfermedad (avance), alimentación, ejercicio físico y el tipo de tratamiento que sigue.

En cuanto a la monitorización del estado metabólico, la valoración crónica de la glucemia se hace mediante las proteínas glicosiladas (HbA1c, fructosamina). La HbA1c mide la concentración media de glucosa durante los 2-3 meses previos, y proporciona un índice objetivo de riesgo de complicaciones, por lo que se realiza 3-4 veces al año en DM1 y 2 veces/año en la DM2, ya que ambas diabetes son diferentes. Esto es debido a que la glucemia es más estable en la DM tipo 2 que en la DM tipo 1, por lo que los DM tipo 2 necesitan menos controles[23].

5.2.1 ALIMENTACIÓN

Una adecuada nutrición es esencial en la diabetes. No existe una única dieta específica para el pie diabético, sino que se recomienda seguir una alimentación equilibrada, con la salvedad de que en este grupo de personas es necesario cuantificar la cantidad de hidratos de carbono y su distribución diaria para lograr un óptimo control metabólico en la DM Tipo 1, y, en el caso de la DM Tipo 2, pacientes generalmente con sobrepeso, la orientación dietética respecto a los hidratos de carbono no es tan estricta pero si recomendable seguirla y la orientación dietética va sobre todo dirigida a la reducción del peso (dieta y ejercicio)[24].

A continuación mostraremos una serie de recomendaciones nutricionales a nivel de macronutrientes y micronutrientes, las cuales se pueden adaptar a cada paciente según sus características individuales (si realiza ejercicio, composición física y edad) y su plan de tratamiento. Con estas recomendaciones se pretende mejorar el control metabólico, reducir e incluso prevenir las complicaciones posibles del pie diabético, alcanzar unos niveles óptimos de glucemia, lípidos (aumento HDL y disminución del

LDL), conseguir un peso ideal, normalizar las cifras de tensión arterial y mejorar la calidad de vida[25,23].

- **MACRONUTRIENTES EN EL PIE DIABÉTICO**
    - Hidratos de carbono (HC)

La alimentación del paciente diabético debe ser rica en HC complejos o de absorción lenta (cereales, legumbres y tubérculos), los cuales han de proporcionar el 50-60% del total calórico, siendo fundamentalmente polisacáridos ricos en fibra. Por otro lado, los mono y disacáridos serán menos del 10% del total calórico. Las dietas ricas en HC protegen de la cetosis, contribuyen a estabilizar el control de la enfermedad y permiten reducir el contenido de grasas[26,23].

- La fruta será consumida moderadamente y siempre acompañada de otros alimentos. Se evitarán los zumos
- Consumir toda variedad de frutas y verduras, asegure mínimo 5 porciones al día; esto mejora el aporte de fibra, vitaminas y minerales.
- La distribución de comidas puede ser entre 3 y 6 ingestas en función del tipo de tratamiento, actividad y hábitos personales.
- Evitar el consumo de azúcar, panela, miel de caña o de abejas y todo alimento que los contenga como: dulces, tortas, pasteles, helados, chocolatinas, confites, gaseosas y postres en general.
- Evitar consumir cantidades excesivas de productos dietéticos como gelatina, mermelada, gaseosas y confites, entre otros.
- Consumir frutas al natural, sin azúcar agregada.
- Consumir pan francés o de salvado

    - Grasas

Las grasas representarán entre el 25-30% de la energía total diaria. Se sustituirán los alimentos ricos en grasas saturadas (<10%) y colesterol (<300mg/día) por otros con grasas mono y poliinsaturadas (8-10%)[26,23].

- Se aconsejará el consumo de aceite de oliva, pescado blanco y azul, aves de corral y derivados lácteos semidesnatados o desnatados.
- Preparar los alimentos con aceite vegetal de maíz, girasol, soya, canola, oliva o con margarina vegetal, escúrralos en una servilleta de papel para que absorba el exceso de grasa.
- Preparaciones sin aceite (cazuelas, horno, vapor choclo, mandioca, harinas, arroz, pastas, lentejas, porotos, masas de tartas y empanadas: al horno, vapor, con salsa sin fritura
- Se aconseja el aceite de oliva, soja, maíz, canola, en crudo

    - Proteínas

Las proteínas aportarán entre el 12-20% del total de calorías diarias (0,8-

1 g/kg/día). En caso de nefropatía clínica se reducirá a 0,6 g/kg/día. Debe potenciarse el consumo de proteínas vegetales y limitar los alimentos de origen animal por su alto contenido en grasas saturadas. Consumir carnes pulpas, pescado o pollo sin piel, en lugar de carnes gordas, embutidos o chicharrón. [26,24]

– Fibra

Se aconseja que se tome 30-35 g/día, de los cuales 10-25g han de ser de fibra soluble pues retrasa el vaciamiento gástrico y disminuye la absorción de los hidratos de carbono y los lípidos, reduciendo los niveles de las glucemias pospandriales y los triglicéridos[26,24].

Se recomienda el consumo de alimentos ricos en fibra como son las verduras, fruta entera, legumbres y cereales integrales.

– Sal de mesa

No es necesario suprimir sal, pero sí restringir su uso, evitar cantidades excesivas. En pacientes con Hipertensión Arterial (HTA) se aconseja el consumo de <2.4 g/día de sodio, equivalentes a 6g de sal sódica común[26].

- **MICRONUTRIENTES EN EL PIE DIABÉTICO**

En general no es necesario suplementos de vitaminas y minerales en la diabetes, pero en el pie diabético se aconseja tomar algunos suplementos para favorecer la curación de las lesiones o prevención de éstas, como son el ácido ascórbico, vitaminas del grupo B y vitaminas liposolubles y vitamina K[27]:

- Ácido Ascórbico: Ingesta diaria recomendada (IDR) 90mg/d en hombres y 75mg/d en mujeres (fumadores más de 35mg/d)
- Vitaminas grupo B: Ácido Fólico 400mcg/d, B12 2'4mcg/d
- Vitaminas liposolubles: 2.300 Ui/d en mujeres y 3000 en varones.
- Vitamina K: para coagulación de la sangre en caso de ser indicada.

Otros menos usados son el Zinc, cobre y hierro:

- Zinc: IDR 11 mg /d en varones y 8 mg/d en mujeres y 110 mg de Sulfato / 175 mg de gluconato = 25 mg de Zinc elemento
- Cobre: IDR 900 mg /d
- Hierro: 8 mg/d en varones y mujeres postmenopaúsicas,18 mg/d mujeres premenopaúsicas

5.1.3 INSPECCIÓN

La inspección es una buena forma de controlar el estado de los pies y de prevenir lesiones que conllevarán a estados agravados del pie diabético. Se puede realizar de forma autónoma o bien con la ayuda de algún familiar o espejo si no puede verse la planta de los pies.

Requiere poco tiempo y es beneficioso, por lo que se recomienda que diariamente se inspeccionen los pies descalzos en un lugar con buena iluminación para buscar posibles lesiones, úlceras, hongos, cortes, ampollas, callos, durezas, inflamación, coloración diferente, uñas largas o encarnadas, grietas, o incluso dolor/escozor por palpación al presionar diferentes puntos del pie. En ocasiones, por la pérdida de sensibilidad, existen heridas y no se aprecian por tacto, por ello es necesario visualizarlo[28,29,30].

Según la American Academy of Orthopaedic Surgeons[29] deben controlarse los seis puntos principales en la planta de cada pie:
- La punta del dedo gordo del pie.
- La base de los dedos pequeños.
- La base de los dedos medios.
- El talón.
- El borde exterior del pie.
- El antepié transversalmente (el área de apoyo más abultada de la planta del pie, que une con la base de los dedos).

En el caso de que se encuentre alguna lesión, se debe acudir al servicio médico y de enfermería, ya que si es mal tratada puede originar una infección. Unas primeras curas que pueden realizarse son desinfectar con gasa estéril y agua y jabón, no emplear pomadas ni antibióticos locales antes de acudir al centro de salud, ni usar instrumentos punzantes. Si el motivo de la lesión es el roce de un dedo contra el otro, puede usarse un esparadrapo de papel entre ellos[30,31].

5.1.4 ASEO

Es fundamental el aseo de los pies para evitar la aparición de lesiones secundarias a piel seca, grietas, callos, etc., que pueden dar origen a infecciones, celulitis o abscesos.

Por ello, se recomienda el lavado diario de los pies con agua templada (34-36°C) durante unos cinco minutos para evitar reblandecer la piel en exceso. Se puede comprobar la temperatura con instrumentos como puede ser el termómetro o usar el codo. No se recomienda comprobar la temperatura directamente con los pies debido a que puede haberse perdido cierto grado de sensibilidad[30,21].

En cuanto a los productos que se emplean para el lavado de pies, se puede utilizar una manopla o esponja, o incluso la mano, con la finalidad de no irritar la piel, y basta con un jabón suave o neutro que conserve el PH de la piel y no afecte demasiado a la microflora bacteriana de la piel[30].

Por otro lado, hay que secar bien los pies dando suaves toques sin frotar, sobre todo prestando especial atención a los espacios interdigitales, ya que si quedan húmedos pueden dar lugar a infecciones de origen micótico[21,29,30].

Para finalizar el aseo de los pies es conveniente aplicar cremas hidratantes en los pies (planta, dorso y talón), evitando los espacios interdigitales[30,21]. La crema influirá de forma beneficiosa en la prevención de grietas y piel seca, es decir, reduce el riesgo de infección. Se desaconseja el posterior uso de colonias o perfumes debido a que puede irritar y no deja respirar a la piel[9].

5.1.5 CALZADO

Es imprescindible el uso de un calzado cómodo junto con calcetines o medias adecuadas siempre, preferiblemente que sean de tejidos naturales (lana, algodón o hilo) para que sean transpirables, y evitar las costuras y los elásticos que aprieten porque pueden dificultar la circulación sanguínea y para proteger el pie de daños. Antes de calzarse es necesario mirar el interior de éste por si hubiera algún objeto o estuviera dañada la planta del zapato y fuese necesario incorporar plantillas. No hay que olvidar cambiar diariamente de calcetines y de zapatos[28,30].

También es fundamental saber que se desaconseja rotundamente el caminar con los pies descalzos, debido a que puede clavarse algo y, al tener la sensibilidad disminuida, no percibirlo. Por ello, debe usarse un calzado que no deje los pies al descubierto[21,30]. Según la actividad que se vaya a realizar y el lugar, hay que usar un tipo diferente de calzado: por ejemplo, las zapatillas de deporte no se deben usar a diario, solo para realizar ejercicio físico, junto con calcetines gruesos, y en la playa usar un zapato ligero cerrado o sandalia, ya que el agua salada y la arena son agresivas para los pies de la persona diabética, así como usar un calzado adecuado al tipo de trabajo[30].

Otros tipos de zapatos prohibidos son aquellos con tacón muy alto o muy plano como las chanclas, y aquellos que terminan en punta o muy ajustados con materiales sintéticos que dificultan la movilidad del pie. El tipo de calzado que se aconseja es aquel blando y flexible, de cuero para mejorar la transpiración, con suela antideslizante, con velcro o cordones para mejorar la sujeción, y con plantillas para acomodar el pie distribuyendo las cargas y las presiones en los puntos de riesgo[30,21].

A la hora de comprar calzado nuevo, se aconseja que sea al final del día porque es cuando los pies están más hinchados y de esta forma se elegirá el más cómodo posible. Sólo comprar zapatos ortopédicos si lo ha prescrito el médico. Los zapatos nuevos deben usarse gradualmente para prevenir ampollas y rozaduras: los primeros días de su uso, estar con ellos al menos 2 horas. Problemas del Pie Diabético *(Ver en Anexo 7)*. La forma de los pies cambia con los años, y por ello es necesario medírselos al menos cada 5 años[29,21].

5.1.6 EJERCICIO

En cualquier patología es importante un mínimo de ejercicio físico adaptado a las condiciones del paciente y, en nuestro caso, en un paciente con pie diabético el ejercicio puede ser un factor beneficioso en cuanto a un mejor aporte sanguíneo a los miembros inferiores, mejor condición física (fuerza muscular, movilidad, elasticidad, resistencia), lograr una pérdida de peso sobre todo en la DM tipo 2, y como último resultado un control metabólico de la diabetes y mejor calidad de vida[23].

A la hora de hacer ejercicio el paciente con pie diabético, debe tener en cuenta las condiciones en las que se encuentra el paciente de poder caminar y realizar ejercicios con el pie, porque si tiene una herida dolorosa deberá acudir al médico y enfermería y tratarla antes de realizar ejercicio para que este se efectúe con el menor impedimento, evitando que la herida se agrave[21].

Antes de comenzar a realizar una actividad física debemos tener en cuenta una serie de precauciones en el deporte, como son una buena higiene antes y después del ejercicio, utilizar un calzado adecuado durante la actividad física, procurar evitar golpes directos sobre los pies y usar las zapatillas de deporte sólo para el deporte. Todas estas recomendaciones ayudan a evitar microtraumas en los pies (Ver apartado 5.1.5. para una información más amplia sobre el calzado)[23].

Una serie de recomendaciones a tener en cuenta a la hora del ejercicio físico son[23]:
- Pasear a diario. Siempre que se haga con el calzado adecuado es el ejercicio más seguro.
- Andar despacio y en caso de que aparezca dolor (claudicación intermitente), descansar y continuar después el paseo.
- Ir aumentando gradualmente cada semana la distancia recorrida.
- Si hay ulceraciones en los pies no es conveniente la deambulación, ni mantener los pies colgando, pues se produce hinchazón y esto dificulta su curación.

- Otros ejercicios recomendables son la natación, bicicleta, ejercicios sin saltos y de flexibilidad.
- Los ejercicios en grupo utilizando los pies son siempre una buena opción.

A continuación expondremos algunos ejercicios recomendados en el pie diabético sentado en una silla[32]:

- En primer lugar, sentarse en una silla sin apoyar la espalda en el respaldo y, con los talones fijos, mover los dedos de ambos pies hacia arriba y hacia abajo. (Repetir 10 veces).
- En la misma posición, apoyar los talones en el suelo y levantar las plantas de los pies lo máximo que se pueda. A la inversa, apoyar los dedos y elevar los talones lo más posible. (Repetir 10 veces).
- Continuar sentado en la silla y apoyar los talones en el suelo, levantar las plantas de los pies y girar la punta de los mismos hacia afuera. A la inversa: apoyar los dedos en el suelo, levantar los talones y girarlos hacia afuera. (Repetir 10 veces)
- Desde la posición de sentado en la silla, levantar una rodilla, estirar la pierna hacia adelante, extender los dedos de los pies y bajar el talón hasta apoyarlo en el piso. (Repetir con la otra pierna 10 veces).
- En la misma posición, estirar la pierna y apoyar el talón en el piso. Elevar la pierna estirada, flexionar los dedos de los pies (en dirección hacia uno mismo) y volver a la posición inicial. (Repetir con la otra pierna 10 veces).
- Con las dos piernas elevadas y estiradas, flexionar y extender los pies (hacia uno mismo y hacia adelante)
- Elevar una pierna y hacer movimientos con el tobillo como si quisiera dibujar un círculo con la punta de los dedos. (Repetir con la otra pierna 10 veces).

5.1.7 TABAQUISMO

El tabaquismo es un factor predisponente y agravante para el pie diabético. Esto se debe a que el tabaco es un agente nocivo que favorece y acelera de manera importante las patologías del sistema circulatorio, produciendo ateroesclerosis, generando radicales libres y precipitando las enfermedades de origen autoinmune. Por otro lado, la nicotina del tabaco produce una vasoconstricción arterial, favorece la isquemia periférica y activa la agregación plaquetaria aumentando el tamaño de las placas ateromatosas y predisponiendo a la formación de trombos[33].

Además, los pacientes con pie diabético que fuman tienen más riesgo de infarto de miocardio, accidente cerebro-vascular y muerte que los que dejan de fumar. Por lo que dejar de fumar tiene muchos beneficios en cuanto al aumento de la distancia de marcha, disminución del riesgo de evolución de la enfermedad y de consecuente amputación. Por lo que se recomienda la valoración del tabaquismo en todos los diabéticos debido a la relación entre el uso de tabaco y riesgos para la salud, de forma que en algunos casos será necesario incluir a pacientes diabéticos en programas de deshabituación y utilizar tratamiento farmacológico (reemplazamiento de nicotina).

Por tanto, es necesario que los profesionales sanitarios estén formados ampliamente en este tema y aconsejen a todos sus pacientes diabéticos que, a ser posible, no comiencen a fumar o que abandonen este hábito[23].

5.2 EDUCACIÓN Y CONTROL DESDE ATENCIÓN PRIMARIA

Es de gran importancia llevar un estricto cuidado de los pies en una gran variedad de aspectos, lo que ayudará a cuidarlo en relación a la prevención de una mayor distrofia en caso de ya estar presente el pie diabético o en el caso de que aún el pie esté "sano".

Desde enfermería, en concreto en Atención Primaria (AP) se lleva un seguimiento de todos los pacientes diabéticos con períodos de cita programados dirigidos específicamente para aportar información educativa sanitaria referente a temas que requieren un cuidado frecuente, como es el trato de la obesidad, hipertensión, corte de uñas, así como otras recomendaciones. Todo ello con la finalidad de que los pacientes diabéticos sean capaces de realizar un adecuado autocuidado para mejorar de esta forma su calidad de vida y evitar el avance de la enfermedad o incluso su aparición.

5.2.1 OBESIDAD

La obesidad es un factor de riesgo presente en la DM Tipo 2, que perjudicará de forma que aumentará la resistencia a la insulina y dificultad para realizar ejercicio físico. Lo que conlleva a una mala calidad de vida y mal control de esta enfermedad con efectos negativos añadidos a la difícil cicatrización de las heridas presentes en el pie diabético y el empeoramiento de este por la dificultad que supone la curación[22].

5.2.2 HIPERTENSIÓN

La HTA es uno de los factores de riesgo más importantes en coexistencia de la diabetes, debido a que incrementa la probabilidad de episodios cardiovasculares (accidente cerebrovascular, infarto de miocardio, muerte cerebrovascular) el doble que una persona sin diabetes.

Este factor debe llevar un seguimiento desde las consultas de enfermería

de atención primaria con estos criterios a seguir según la Asociación Americana de la Diabetes para el tratamiento de la HTA[34]:
- Si la Presión Arterial (PA) está en 130-139/80-89 mmHg, se podría dar un margen de 3 meses a los cambios en el estilo de vida.
- Si no se alcanza en 3 meses el objetivo o si la PA es > 140/90 mmHg, se deben instaurar tratamientos con fármacos, comenzado con un IECA o ARA-II, o además un diurético tiazídico.

5.2.3 CUIDADO DE LAS UÑAS

Otro aspecto de importancia es el cuidado de las uñas, debido a que si las uñas no están cuidadas y cortadas adecuadamente puede ocurrir que dañe el tejido de alrededor originando heridas/úlceras las cuales no se deben permitir ya que supone una cicatrización lenta y posibilidad hacia pie diabético o del empeoramiento de éste.

Es aconsejable acudir periódicamente al podólogo para el trato de los pies en caso de micosis, uñas encarnadas, durezas, callos u otras variaciones como pueden ser en caso de tener uñas gruesas o que se rompan en exceso. También es aconsejable para aquellos pacientes con discapacidad o con visión reducida que por sí mismos no pueden aplicarse autocuidados. La Seguridad Social cubre cuatro sesiones para pacientes con diabetes en segundo grado y seis sesiones para pacientes con diabetes en tercer grado[35].

En caso de poseer habilidades que permiten el autocuidado de los pies (ver y tocarse las uñas de los pies), se debe cortar las uñas cada vez que sea necesario, preferiblemente tras el baño, que es cuando la uña se reblandece. Debe realizarse con una tijera de punta roma en línea recta, evitando cortar las esquinas (si se corta más allá del surco ungueal puede tender a uña encarnada) y limitando los bordes con una lima de uñas que no sea metálica[28,30].

5.2.4 OTRAS RECOMENDACIONES

Es necesario que los pies no se enfríen ni se calienten en exceso por una posible pérdida de sensibilidad. Es aconsejable que no se pongan los pies sobre los radiadores ni frente a la estufa, ya que pueden originarse quemaduras que pueden dar lugar a una posterior infección, así como nunca usar bolsas de agua caliente o mantas eléctricas[8,1]. Respecto al frío, no mojar los pies en la nieve ni en la lluvia[29].

Ante heridas no se deben emplear soluciones alcohólicas o desinfectantes ya que pueden irritar la piel y las heridas cambiando su coloración y eso hace que el seguimiento clínico se vea alterado, dificultando la labor de curación y recuperación. El método que sí se puede emplear es lavar la herida con agua y jabón[28].

6 TRATAMIENTO

Como venimos viendo a lo largo de este libro, la diabetes es una enfermedad que afecta actualmente a muchísimas personas en nuestra sociedad y que se espera que el porcentaje de diabéticos vaya aumentando progresivamente con el paso de los años[36]. Una de las complicaciones de la diabetes con más repercusión para la vida del paciente es la ulceración del pie diabético que afecta a un importante porcentaje de enfermos, convirtiéndose en la principal precursora de amputación. De ahí la importancia del cuidado preventivo y temprano de esta complicación pudiendo adoptar diferentes líneas de actuación que ofrecen la mejor oportunidad de curación[37]. Las principales líneas de actuación ante un caso de pie diabético son[38]:

- Realizar analítica donde se incluyan hemograma, pruebas de coagulación, bioquímica con perfil hepático y lipídico, y determinación de la hemoglobina glicosilada.
- Valorar la posible existencia o riesgo de infección.
- Determinar una pauta farmacológica antibiótica (tanto profiláctica como terapéutica).
- Realizar las curas locales.

De forma general, los puntos claves que se deben tener en cuenta en el manejo de una úlcera en pie diabético son[39]:

- Corroborar el tipo de ulceración.
- Determinar la etiología y el proceso evolutivo.
- Realizar un enfoque terapéutico tópico, oral y/o intravenoso según etiopatología y clínica de la lesión.
- Limpieza y desbridamiento.

- Controlar el exudado y la infección.
- Estimular la cicatrización y reepitelización.
- Promover el ambiente húmedo.
- Evitar maceración y sequedad.

6.1 INFECCIÓN

Son numerosos los factores que se pueden ver implicados en el desarrollo de una infección en el pie diabético, teniendo en cuenta la causa neuropática de este tipo de úlcera, así como la propia macroangiopatía y la solución de continuidad en la piel, todas sumadas a la inmunodeficiencia de este tipo de pacientes, debido a las alteraciones metabólicas que afectan a la flora microbiana endógena, que facilita la progresión de la infección, siendo frecuentes las infecciones profundas[38,40].

El desarrollo de infecciones dificulta enormemente el manejo y curación de las úlceras, por tanto, antes de iniciar un tratamiento debe observarse y evaluarse siempre la posible presencia de infección. Sin embargo, observar signos de infección en una úlcera de pie diabético resulta una tarea complicada, ya que, los más comunes signos de infección, tales como rubor, calor, tumor y dolor, se pueden presentar enmascarados en la mayoría de las ocasiones. Con la evolución rápida de la infección, ésta presentará signos más evidentes y observables como la presencia de exudado, supuración y edema, así como celulitis, osteomielitis y olor desagradable. Además son frecuentes la hipertermia y la emesis, siendo, en estos casos tan severos, la compensación metabólica muy difícil de manejar[40,2].

Los microorganismos responsables de causar estas afecciones provienen de la flora cutánea e intestinal del propio paciente. Normalmente, en el pie diabético, las infecciones leves y superficiales son provocadas por Staphylococcus aureus y Streptococcus pyogenes; en las infecciones profundas son polimicrobianas y toman partido tanto cocos Gram positivos (Staphylococcus aureus y Streptococcus pyogenes), como enterobacterias y anaerobios[38].

Las infecciones deben ser diagnosticadas clínicamente. La zona de infección deberá ser evaluada según la extensión de la necrosis, la presencia de abscesos y el posible compromiso de hueso y articulaciones. La gravedad de la infección determinará el curso del tratamiento, incluyendo la selección del antibiótico, vía de administración, duración del mismo así como la necesidad de hospitalización[41].

Por otro lado, factores como la hospitalización, sometimiento a procedimientos quirúrgicos y sobretodo exposición prolongada a antibioticoterapia de amplio espectro, favorecen el desarrollo de infecciones con patógenos que son resistentes a los tratamientos. Por tanto, el manejo de una infección en el pie diabético es una tarea que implica una evaluación multidisciplinaria, con el fin de determinar el tipo, grado y gravedad de la infección para poder decidir el tratamiento más adecuado y efectivo[42].

6.2 TRATAMIENTO FARMACOLÓGICO

Enfermería no debe olvidar el tratamiento farmacológico pautado, pues es el responsable de su administración. Este tratamiento se centrará en combatir dos afecciones muy importantes: el dolor y la infección. Dependiendo del grado de infección y de la úlcera según Wagner, se administrará (siguiendo prescripción médica) un analgésico u otro, teniendo una artillería analgésica muy amplia como antiepilépticos (pregabalina y gabapentina), antidepresivos tricíclicos (amitriptilina y duloxetina), y en casos más graves, opioides y mórficos (tramadol, morfina...). También ha resultado ser efectiva la capsaicina.

En el tratamiento a largo plazo es muy importante la administración de antiagregantes plaquetarios, ya que disminuye el riesgo de eventos arterotrombóticos en pacientes con enfermedad arterial obstructiva en miembros inferiores, mejorando así la evolución de la isquemia crítica.

Por último, la antibioticoterapia. Su objetivo es controlar y/o eliminar el agente infeccioso antes de tener que llegar a la amputación del miembro afectado. Para los grados I y II de Wagner, se recomiendan Amoxicilina/Ácido clavulánico 875/125 mg c/8 horas, Levofloxacino, Moxifloxacino y Clindamicina. Para los grados III o más, se recomiendan antibióticas por vía intravenosa, tales como Piperacilina más Tazobactam o Ertapenem más Vancomicina, Imipenem y Meropenem, entre otros[40,2].

6.3 TRATAMIENTO LOCAL

- Desbridamiento.

El desbridamiento del tejido necrótico de la úlcera pertenece al tratamiento quirúrgico de la misma. Se trata de una parte esencial en el tratamiento del pie diabético, puesto que la úlcera no cicatrizará si no se elimina el tejido no viable y la infección. Puede realizarse con distintos instrumentos, tales como bisturí curetaje, tijeras curvas e hisopos. En ausencia de isquemia debemos realizar el desbridamiento lo suficientemente profunda y extensa como para remover y eliminar todo el tejido necrótico e infectado. De esta forma transformamos la úlcera crónica en aguda haciéndola más propicia a la curación. No obstante, se debe tener cautela de no remover el tejido de granulación y debemos tener en cuenta que debe realizarse previo a cualquier cura posterior. Los desbridamientos deben ser tan frecuentes como sean necesarios, ya que además provoca la activación de las plaquetas que controlan la hemorragia que se genera y liberan factores de crecimiento, esenciales para la cicatrización de la úlcera. Sin embargo, si existe presencia de isquemia, el drenaje de abscesos y tejido necrótico se debe realizar posterior a procedimientos de revascularización[20,38,40].

En casos de abscesos profundos, osteomielitis extensas, artritis sépticas y gangrena debe considerarse desde el principio la posibilidad de amputación (que veremos en el apartado 7)[38,40].

- Cura y apósitos.

Después de realizar el desbridamiento de la úlcera, ésta debe mantenerse en un ambiente húmedo, propiciado por la aplicación de los diferentes apósitos que hoy en día existen y que facilitan la angiogénesis y la síntesis de tejido conectivo y factores de crecimiento, además de evitar la deshidratación y muerte celular. La elección de uno u otro dependerá de factores como la localización, profundidad, cantidad de exudado, presencia de infección, etc. de la úlcera[38,42].

Además, el tipo de apósito deberá ir siendo modificado a lo largo del proceso de cicatrización atendiendo a las demandas de la úlcera en cada momento[38].

Para comenzar la cura local, lo primero que debemos hacer es preparar el lecho de la herida[43]. Para ello, la European Wound Management Association (EWMA), propone el acrónimo TIME, que traduciendo sus siglas en ingles significa[44]:

- T (Tissue management): control del tejido no viable.
- I (Inflammation and infection control): control de la inflamación y la infección.
- M (moisture balance): control del exudado.
- E (Epithelial Edge advancement): estimulación de bordes epileliales.

Tissue: es el primer paso, consistente en eliminar el tejido no viable o necrótico. Debemos limpiar la úlcera irrigándola con suero fisiológico al 0,9% de forma suave. Como antiséptico se aconsejan el cadexómero yodado o polihexanida, ya que otros podrían resultar tóxicos para el nuevo tejido de granulación y retrasar la cicatrización. A continuación, realizaremos el desbridamiento, que si el tejido necrótico es abundante, por rapidez, lo realizaremos quirúrgico con tijeras o bisturí. Si hubiera presencia de escaras, el desbridamiento lo realizaremos mejor enzimático (con pomada de colagenasa); y si las escaras estuviesen muy secas podemos incidir sobre ellas con el bisturí para que la pomada penetre.

Infection/Inflammation: ésta se produce secundaria a una colonización bacteriana de la úlcera impidiendo que el tratamiento sea efectivo. Es desaconsejable usar antibióticos tópicos debido a la existencia de biofilms (comunidades bacterianas agregadas y cubiertas por una matriz extracelular de polisacáridos que las protege contra los antibióticos y contra la inmunidad del propio paciente)[43].

Moisture balance: mantenimiento del ambiente húmedo con apósitos[39,43]:

- Hidrocoloides (Varihesive Gel Control®, Comfeel®): son apósitos bastante oclusivos y por tanto se desaconseja en úlceras infectadas. Indicada en úlceras vasculares con escaso exudado de grados Wagner I, II y III. Actualmente se suelen utilizar más las espumas de poliuretano.
- Espumas de poliuretano (Perma foam®, Allevyn®, Tielle®, Mepilex®, Biatain®, Versiva XC®): Son más cómodas que las anteriores. Existen formas adhesivas y no adhesivas. Al ser semioclusivas pueden usarse en úlceras infectadas y moderadamente exudativas.
- Alginatos (Sorbsan®, Urgosorb®): son muy absorbentes y hemostáticas, por tanto, pueden usarse en úlceras muy exudativas y sangrantes. Están aconsejados en pacientes anticoagulados tras el desbridamiento. Deben recortarse a la forma de la úlcera porque pueden llegar a macerar los bordes. Como no son adhesivos necesitan de un apósito secundario.
- Hidrofibras (Aquacel®): son los apósitos más absorbentes. No son ni adhesivos ni impermeables, por tanto, necesitan de un apósito secundario.
- Extrafinos (Silicona: Mepitel®; Hidrocoloides: Varihesive Extrafino®, Urgotul®): para úlceras epitelizando, epidermólisis ampollosa, neurodermitis.
- Hidrogeles (Varihesive hidrogel®, Nu-gel®, Purilon®, Hidrosorb®): son apósitos con mínima capacidad absorbente, por tanto, están indicadas en úlceras secas o para facilitar el desbridamiento autolítico. La más usada es la presentación en gel, necesitando de un apósito secundario.
- Apósitos con plata, para úlceras con colonización crítica y deben ser usadas por tiempo limitado. Disponibles en diferentes presentaciones:
    o Espumas: Mepilex Ag®, Batain Ag®.
    o Hidrofibras: Aquacel Ag®.
    o Mallas: Atauman®, Acticoat®.

El tamaño del apósito siempre debe sobrepasar unos centímetros los bordes de la úlcera, a excepción de los alginatos.

En cuanto al tiempo que deben permanecer puestos dependerá de la absorción. Nunca se debe permitir que el exudado desborde el apósito.

Edge of wound: el borde de la herida debe encontrarse en condiciones óptimas para la cicatrización, es decir, evitando que se macere, desbridando los bordes si están esclerosados convirtiendo la úlcera en una herida aguda. Si observáramos dermatitis, podría aplicarse un corticoide tópico[43].

A modo de resumen, y con el propósito de simplificar y facilitar la actuación en el proceso de cicatrización. Para una información específica relacionada con el tipo de tejido, el nivel de exudado y la actuación que debe llevarse a cabo, *(Ver Anexo 8)*[45].

Por último, debemos mencionar los apósitos de quitosano. Son apósitos de biomateriales que se comportan como andamios favoreciendo el crecimiento tisular y que suponen una buena opción terapéutica. Su papel en la cicatrización sería fundamental y deben cumplir los siguientes requisitos[46]:

- Deben permitir una estructura de poros con el objetivo de propiciar la integración y vascularización del tejido.
- Deben ser biocompatibles.
- Deben ser biodegradables.
- Deben favorecer la adhesión, diferenciación y proliferación celular.

Teniendo en cuanta lo anterior, el quitosano se presenta como un candidato de gran potencial, puesto que, aparte de estas cualidades biológicas, posee una notable actividad antibacterial y favorece la quimotaxis.

Si comparamos una cura convencional de lavado, limpieza y colocación de apósito a base de alginato con limpieza con solución salina y ácido acético con lámina de quitosano vendado con gasa estéril, a los 8 días en esta segunda opción ya se observará el comienzo de la granulación y desaparición de la inflamación. A los 45 días se observará sin solución de continuidad, cierre completo de la herida y cicatrización por segunda intención[46].

Cuando las úlceras tienen una curación lenta y tórpida sin que mejoren con los tratamientos, podríamos tener en cuenta otras alternativas y líneas de tratamiento como la presión negativa y la administración de factores de crecimiento, entre otros[38].

- Factores de crecimiento.

Existen distintos factores de crecimiento endógenos que intervienen en el proceso de cicatrización de este tipo de úlceras[47]:

- Factor de crecimiento derivado de plaquetas (PDFG).
- Factor de crecimiento transformador b (TGF-b).
- Factor de crecimiento fibroblástico básico (bFGF).
- Factor de crecimiento epidérmico (EGF).
- Factor que estimulante de colonias granulocito-macrófago (GM-

CSF).

Por ello, no es extraño que se hayan desarrollado factores de crecimiento recombinantes de uso tópico para estás úlceras.

Normalmente, en el caso de que apareciese una úlcera cutánea de espesor completo en el pie y no se palpen pulsos pedio ni tibial posterior, entendemos que estamos ante una úlcera isquémica que necesita de valoración inmediata para determinar si la extremidad es revascularizable. Si no lo fuera, un tratamiento local con factor de crecimiento sería una buena alternativa para evitar la amputación[48].

Entre ellos, el factor de crecimiento recombinante derivado de plaquetas (Becaplermina®), promueve la angiogénesis mejorando la perfusión de los tejidos. Ha sido aprobado por la Food and Drug Administration y objeto de estudios clínicos de fase IV[47,48].

Otro factor de crecimiento recombinante a tener en cuenta por sus buenos resultados es el factor de crecimiento epidérmico humano (Heberprot P®)[49]. Es un producto de la biotecnología que aparte de reducir los riesgos de amputaciones de los pacientes con pie diabético, ha disminuido considerablemente los costos hospitalarios al reducir las permanencias alargadas mejorando así la calidad de vida de estos pacientes[50]. El Heberprot P® constituye una alternativa de tratamiento para las úlceras de pie diabético tórpidas capaz de reducir las tasas de amputación mayores en los grados III y IV de Wagner[51,52], aparte de estimular la proliferación de fibroblastos, queratinositos y células endoteliales vasculosas[51,53]. Se ha demostrado que la administración por vía perilesional e intralesional de 75 mg de Heberprot P® diluido en 5 ml de agua para inyección con una frecuencia de 3 veces por semana incentiva la cicatrización y la formación de tejido de granulación útil en el lecho de la herida y su cierre por segunda intención. Se interrumpirá el tratamiento cuando se consiga granulación completa o se alcancen las 8 semanas de tratamiento[39,51]. Se considerará este tratamiento contraindicado cuando exista hipersensibilidad al producto, diagnóstico actual oncológico, cardiopatía descompensada, coma diabético o cetoacidosis diabética[39].

- Oxigenación hiperbárica.

El oxígeno es muy importante en todas las etapas de la cicatrización. Por ello, al suministrar oxígeno en la herida estamos realizando un gran impacto en las diferentes células y sus funciones, acelerando así la reparación del tejido. El oxígeno facilita que[54]:

- Aumente la migración de fibroblastos y su replicación.
- Aumente la producción del colágeno y la fuerza tensional de las fibras de colágenos previas.
- Estimula y favorece la angiogénesis.

— Mejora la actividad antibacteriana de los leucocitos, incluida su función fagocítica, aumentando de este modo la limpieza y eliminación de los detritos celulares, lo que a su vez, promueve el desbridamiento fisiológico de la herida.

El oxígeno hiperbárico se mide por presión transcutánea de oxígeno. Esta terapia aumenta la disponibilidad de oxígeno tisular mientras se está realizando el tratamiento y por varias horas después de realizar la inhalación. Se administra oxígeno al 100% en cámara hiperbárica con una presión de 2,5 atmósferas. Se ha demostrado una significativa disminución de la incidencia de amputación en pacientes que reciben más de 30 sesiones de oxígeno hiperbárico[47].

No obstante, a pesar de haberse demostrado sus beneficios, existen escasos estudios prospectivos y aleatorios que hacen desaconsejable su utilización sistemática, reservándose su aplicación para casos especiales[55].

6.4 TRATAMIENTO SEGÚN EL GRADO DE LA ÚLCERA DE LA ESCALA WAGNER

Como venimos viendo a lo largo de este libro, el esquema general de la terapéutica del pie diabético consiste, primeramente, en el control metabólico, y consecutivamente, en el tratamiento específico dependiendo del grado de afección clínica[39].

En función del grado en el que se encuentre la úlcera del pie diabético, según la escala de Wagner modificada, llevaremos a cabo los siguientes cuidados, teniendo en cuenta que nuestro objetivo es revertir cualquier estadío, excepto el estadío 5[39,56,57,58]:

- Grado 0 (sin úlcera, pie de riesgo).
    - Tratar las lesiones preulcerativas: ampollas, piel macerada y callosidad hemorrágica, entre otras.
        o Lavado del pie con agua tibia y jabón neutro, aclarado abundante y secado exhaustivo.
        o Si existe hiperqueratosis, se aplicará tópicamente vaselina salicilada al 10% una vez al día durante una semana, o crema hidratante a base lanolina o urea una o dos veces al día.
        o La utilización de piedra pómez es muy recomendable para eliminar durezas.
        o Si existen fisuras, aplicar un apósito hidrocoloide extrafino cada 48-72 horas, siendo indicados también antisépticos suaves que a ser posible no tiñan la piel.
- Grado I (úlcera superficial, sin infección clínica).

- Analgésicos, si existe dolor.
- Limpieza diaria de la herida con suero fisiológico o solución antiséptica suave.
- Si el fondo es necrótico, debemos desbridar y limpiar con solución salina fisiológica, estimular el tejido de los bordes y del fondo de la úlcera.
- Valorar la lesión cada dos o tres días.
- Se recomienda realizar una cura húmeda para favorecer la cicatrización. En lesiones muy exudativas, aplicar apósitos de hidrofibra de hidrocoloide, alginatos y apósitos de carbón activado y plata.
- Reposo estricto durante un mínimo de tres semanas.
- Aplicar factores de crecimiento plaquetarios y epidérmicos, antioxidantes y oxigenación hiperbárica.
- Tratamiento de la neuropatía, la isquemia o ambos:
    o Antibioticoterapia según prescripción médica.
    o Asociar antioxidantes.
    o Oxigenación hiperbárica.

- Grado IIA (úlcera profunda con afectación de ligamentos, tendones, articulaciones y/o huesos).
    - Similar al Grado I, pero con desbridamiento más amplio.
    - Requiere hospitalización.
    - Reposo absoluto del miembro afectado.
    - Analgésicos y antipiréticos si dolor y fiebre.
    - Limpieza de la úlcera con solución salina fisiológica al 0,9%.
    - Desbridamiento quirúrgico de esfacelos y tejido necrótico
    - Curar cada 24-48 horas.
    - Antimicrobianos de amplio espectro por vía oral y/o intravenosa hasta ver el resultado del cultivo con antibiograma y se administre el antibiótico específico.

- Grado IIB (similar a Grado IIA más infección, celulitis).
    - Hospitalización.
    - Reposo absoluto del miembro afectado.
    - Analgésicos y antipiréticos si dolor o fiebre.
    - Limpieza de la úlcera con solución salina fisiológica al 0,9%.
    - Desbridamiento quirúrgico de esfacelos y tejido necrótico
    - Curar cada 24-48 horas.
    - Antimicrobianos de amplio espectro por vía oral y/o intravenosa hasta ver el resultado del cultivo con antibiograma y se administre el antibiótico específico.

- Ante signos de infección estaría indicado el uso de sulfadiacina argéntica o los apósitos de plata. En lesiones muy exudativas usaríamos apósitos absorbentes como los alginatos y los hidrocoloides.
- Si se resuelve la sepsis y existe adecuada circulación se pueden aplicar factores de crecimiento.
- Si se produjese osteomielitis resistentes, sería necesario amputar.
- Grado IIIA (absceso profundo más celulitis).
  - Hospitalización.
  - Analgésicos y antipiréticos si dolor o fiebre.
  - Incisión y drenaje con curas cada 12 horas.
  - Antimicrobianos de amplio espectro vía oral y/o vía intravenosa hasta ver el resultado del antibiograma y se determine el antibiótico específico.
  - Si se resuelve la sepsis y hay buena circulación se pueden aplicar factores de crecimiento.
- Grado IIIB (osteomielitis más celulitis).
  - Hospitalización.
  - Analgésicos y antipiréticos si dolor o fiebre.
  - Antimicrobianos de amplio espectro hasta que el antibiograma nos determine el específico.
  - Amputación, dar margen quirúrgico.
- Grado IV (gangrena localizada).
  - Hospitalización.
  - Analgésicos y antipiréticos si dolor o fiebre.
  - Antimicrobianos de amplio espectro.
  - Amputación de elección.
- Grado V (gangrena extensa del pie completo).

Igual que la anterior, pero la amputación debe tener margen quirúrgico por encima del límite de la lesión. Si es una gangrena gaseosa, la amputación se realizará una articulación por encima de la comprometida.

7 AMPUTACIÓN

Como mencionamos en el apartado de epidemiología, la DM es la primera causa de amputación no traumática en miembros inferiores, aproximadamente un 5-7% de los pacientes diabéticos sufren amputación secundaria al pie diabético[2].

El riesgo de amputación lo aumenta el antecedente de úlcera o amputación, neuropatía periférica, alteración de la biomecánica del pie en presencia de neuropatía, deformidad del pie, enfermedad vascular periférica con afectación de pulsos, afectación ungueal y aumento de la presión (eritema, sangrado debajo callosidades...), higiene y cuidados deficientes, etc[2,4].

Ante una úlcera de evolución tórpida, se debe reevaluar la posibilidad de revascularización percutánea o quirúrgica; en pacientes con un pie isquémico infectado resulta preferible practicar la revascularización 1 o 2 días después de iniciar el tratamiento antibiótico, en lugar de demorar estas intervenciones a favor de un tratamiento antibiótico prolongado y potencialmente ineficaz. En caso de no ser viable la revascularización ni sea efectivo un tratamiento local con factor de crecimiento, se debe plantear la amputación[59].

La amputación está indicada en casos de necrosis de uno o varios dedos, gangrena digital o del antepié, dolor incontrolable con analgésicos, necrosis extensa e infección potencialmente mortal. El abordaje quirúrgico debe optimizar la probabilidad de cicatrización y tratar de conservar la integridad de la superficie de carga del pie para la deambulación[59].

La amputación consiste en la separación de una parte o la totalidad de un miembro del resto del cuerpo, creándose un nuevo órgano locomotor y funcional llamado "muñón de amputación". A partir de este nuevo órgano se inicia la rehabilitación del paciente que constituye la adaptación biopsicosocial, cuyo objetivo es recuperar al máximo su calidad de vida anterior a la intervención[60].

La amputación no siempre debe considerarse como un fracaso del tratamiento, sino como un medio de rehabilitación más rápido y confiable para poder regresar a las actividades de la vida diaria, y así debemos de transmitírselo al paciente. La cirugía puede ser la mejor manera de controlar una infección grave que podría necesitar una amputación más traumática en el futuro o que, de otra manera, podría resultar fatal para el paciente. Tras someterse a una amputación, los pacientes suelen experimentar una mejoría en su salud general debido a que una infección grave ha sido solucionada[61].

La amputación no siempre implica la pérdida de todo el pie o toda la pierna. Las intervenciones quirúrgicas se realizan en diferentes niveles, incluyendo amputaciones parciales de dedos, amputaciones parciales de pie o amputaciones por debajo de la rodilla. El cirujano realizará una evaluación completa y determinará cuál es el mejor método para que el paciente inicie su recuperación. El muñón realizado debe ser fácilmente alojado en una prótesis, calzado modificado o cualquier otro aparato ortopédico[61].

Una vez realizada la amputación, los cuidados de enfermería deben ir dirigidos a la curación de la cicatriz del muñón, a controlar el dolor, a reducir las complicaciones y no retrasar la protetización del miembro por complicaciones locales en la piel o cicatriz del muñón[60].

La primera cura tras la cirugía debe realizarse alrededor de las 48 horas tras la intervención. Valoraremos los drenajes y si fuera necesario e indicado por su médico, los retiraremos. Además observaremos[60]:

- Color de los bordes de la herida
- Posibles signos inflamatorios
- Posible dolor a la palpación
- Temperatura de la zona
- Posible exudación y características de la cicatriz.

El principal riesgo inmediato al que se enfrenta un paciente amputado es la aparición de infección en la cicatriz del muñón, que evitaremos realizando curas según indicación médica cada, aproximadamente, 24 horas. La cura del muñón consta de lavado de la herida quirúrgica con una gasa estéril húmeda con suero salino fisiológico; a continuación secamos y aplicamos en la zona una solución antiséptica como povidona yodada o clorhexidina. Posteriormente, se ha de vendar el muñón. Este vendaje debe mantenerse aproximadamente hasta, al menos, la retirada de suturas de la herida quirúrgica, y debemos mantenerlo constantemente fijo y asegurar la comodidad del paciente. Consta de dos capas[60]:

1. Venda suave y acolchada (Velband®) que protege al muñón de posibles traumatismos y evita la presión excesiva en la zona

2. Venda elástica (Crepe®) que ejerce una presión moderada para dar forma cónica al muñón que favorezca la posterior protetización.

Ambas vendas se colocarán con firmeza pero sin oprimir (nunca deben impedir la circulación) ni causar dolor. Deben colocarse en diagonal, de forma oblicua (nunca deben usarse vueltas circulares porque dificultan la circulación) a fin de cubrir todo el muñón desde la parte distal del muñón a la proximal, para evitar edema distal, facilitar el retorno venoso, tonificar el tejido flácido, formar un muñón óptimo para la protetización, procurar protección y confort al paciente y acostumbrar al muñón a la cobertura constante. El vendaje debe llevarse las 24 horas del día y debe abarcar el muñón y la articulación vecina[60].

Cuando la herida quirúrgica haya sanado y la zona circundante ya no esté sensible al tacto y lo haya establecido su médico, el paciente podrá independizarse con el ajuste de una prótesis que reemplace su extremidad[60].

8 DOLOR

La Asociación Internacional para el Estudio del Dolor lo define como una experiencia sensorial y emocional desagradable asociada a daño tisular real o potencial, que se describe en términos de daño[62].

Podemos clasificar el dolor atendiendo a su[62]:

- Duración:
    - Dolor agudo: Caracterizado por una duración limitada, de menos de 30 días. Es de comienzo súbito y es intenso. Aparece a consecuencia de lesiones tisulares que estimulan los nociceptores (receptores específicos del dolor) y generalmente desaparece cuando se cura la lesión.
    - Dolor crónico: Aquel que dura más de tres meses y es continuo o recurrente.

- Patogenia:
    - Dolor nociceptivo: producido por el daño real de los tejidos, activando los nociceptores. Éstos pueden responder a estímulos como el calor, el frío, la vibración, el estiramiento, así como a sustancias químicas liberadas por los tejidos en respuesta a la falta de oxígeno, la destrucción de los tejidos o la inflamación.
    - Dolor neuropático: producido por lesión del sistema nervioso central o de vías nerviosas periféricas. Puede provocar este dolor cualquier proceso que dañe los nervios, por ejemplo, las afecciones metabólicas como

la diabetes. Suele estar ligado a procesos de dolor crónicos.
- Mixto: Dolor nociceptivo y dolor neuropático.
- Idiopático: No se encuentra la causa del dolor.

Más de la mitad de los pacientes diabéticos tiene dolor en algún momento de su evolución. Con el tiempo, los niveles de azúcar altos dañan los vasos sanguíneos y los nervios de las personas diabéticas. Por eso, las personas que no controlan (o no pueden controlar) sus niveles de azúcar muy bien tienen más probabilidad de que padezcan neuropatía diabética o dolor de tipo isquémico[2].

Por una parte, como ya hemos comentado, una de las complicaciones de la diabetes es que afecta al sistema nervioso periférico en su totalidad (somático y autónomo), en el contexto de un cuadro denominando "neuropatía diabética". De esta manera, nos encontramos con el dolor neuropático en el pie diabético (de los más frecuentes). Este dolor puede clasificarse dentro del dolor crónico neuropático y se estima que hasta el 50% de los pacientes diabéticos la padecen. El dolor es constante, molesto y difícil de controlar, y es característico porque sobre todo duele por la noche. Afortunadamente, existen diversos tipos de medicamentos bien estudiados y que han demostrado efectividad en el tratamiento, entre ellos: los antidepresivos tricíclicos (amitriliptica y duloxetina), antiepilépticos (pregabalina, gabapentina y carbamacepina), tramadol, morfina, capsaicina, inhibidores selectivos de la recaptura de serotonina (ISRS)…[2,3,42,63].

Por otra parte, el dolor isquémico suele presentarse en el pie diabético por la enfermedad vascular periférica. Éste puede clasificarse dentro del dolor crónico nociceptivo y suele caracterizarse sobre todo por presentarse en estado de reposo y sin ejercer presión sobre ella[2,3].

Además, en pies diabéticos pueden darse dolores agudos por un traumatismo menor. Una herida en un pie isquémico puede dar lugar a una úlcera de pie dolorosa y con probabilidad de hacerse crónica. Una herida en un pie afectado por neuropatía puede o no dar dolor al estar los nervios dañados. Además, en pacientes con neuropatía e isquemia (úlcera neuroisquémica), es posible que no haya síntomas, a pesar de la isquemia periférica grave[3].

De modo semejante, en el caso de que se haya procedido a la amputación de parte o de la extremidad inferior completa, existe un dolor denominado "dolor de miembro fantasma". Este dolor se percibe en la extremidad amputada y puede ser difuso en toda la extremidad o limitarse a la distribución de un nervio periférico. Se da en un 50% de amputados, aunque algunos autores indican que un 75% lo han sentido alguna vez tras la amputación. En los casos leves se alivia con el vendaje del muñón, relajación, movilidad del miembro residual y/o masaje suave; mientras que en los casos graves se necesita acudir a tratamiento farmacológico[60].

Para valorar el dolor con el fin de poder elegir un correcto tratamiento y valorar la evolución, es significativo saber su intensidad y duración[64]. Existen diversas escalas de valoración del dolor con las cuales podemos llegar a cuantificar la percepción subjetiva del dolor por parte del paciente. La utilización rutinaria y sistemática de éstas nos sirve para evaluar el grado de éxito alcanzado con los analgésicos utilizados y cuidados realizados. Una vez seleccionada la escala a utilizar, utilizaremos la misma para garantizar una coherencia en la valoración rutinaria. Dentro de las escalas, cabe mencionar una de las más usadas en la práctica, la escala analógica-visual (EVA). Ésta consiste en enseñar una escala de 10 cm al paciente y que elija en ella un número del 0 al 10 según la intensidad de dolor que sienta, donde cero significa que no existe dolor y 10 significa máximo dolor posible (*Ver Anexo 9*). Además, existe la escala numérica análoga (ENA), una escala verbal donde se le solicita al enfermo que caracterice su dolor en escala del 0 al 10, donde cero corresponde a la ausencia de dolor y el 10 al máximo dolor posible. Puede ser hablada o escrita, lo que la hace más útil en pacientes críticos o geriátricos[64,65].

En relación al tratamiento del dolor en el pie diabético, existen tratamientos no farmacológicos (técnicas de relajación, meditación, musicoterapia, masajes...), tratamientos farmacológicos (analgésicos, etc.) y tratamientos quirúrgicos[64,65].

Dentro del tratamiento farmacológico, el médico decidirá cuál es el aconsejable en cada situación. En este sentido, la OMS, en 1986, introdujo los principios de administración a intervalos regulares, uso de una vía de administración apropiada e individualización del tratamiento, junto con el concepto de la "Escalera analgésica de tres peldaños" *(Ver Anexo 10)*[66], que puede ayudar a inclinarse por el medicamento correcto.

En la misma línea, durante intervenciones y manipulación de heridas en el pie diabético, debemos evitar todo estímulo innecesario que pueda producir dolor[64].

9 RESUMEN

El pie diabético es uno de los problemas más graves de la diabetes. Se define así al trastorno de los pies provocado por la neuropatía y/o vasculopatía periférica (ocasionadas por una hiperglicemia mantenida) e infección que provocan alteraciones tisulares o úlceras secundarias a microtraumatismos, ocasionando una importante morbilidad que puede devenir en amputaciones.

Las manifestaciones clínicas del pie diabético son: úlceras, artropatía de Charcor, necrosis digital, celulitis y linfagitis, infección necrotizante de tejidos blandos y osteomielitis.

Los factores de riesgo más frecuentes son: deformidades en el pie, historia de úlceras/ amputación previas, edad avanzada o tiempo de evolución de enfermedad superior a 10 años, mal control de la glucemia, calzado no adecuado, pobre higiene y educación sanitaria, nivel socioeconómico bajo, tabaquismo, alcoholismo y, por último, aislamiento social.

En España la Diabetes Mellitus afecta a más del 13% de la población adulta. La prevalencia de la diabetes incrementa exponencialmente a medida que pasan los años, y es más frecuente en personas entre 45-65 años.

Se trata de una enfermedad que conlleva unos grandes costes socioeconómicos, exactamente el 11% de los gastos destinados a la sanidad se emplean en el cuidado de adultos de 20-79 años con diabetes.

La inspección y valoración del pie diabético se realiza desde Atención Primaria y tiene como principales objetivos: detectar y prevenir a tiempo, y en su caso tratar y prevenir nuevas lesiones.

La frecuencia de las inspecciones se verá condicionada a la presencia de factores de riesgo o úlceras existentes.

Para diagnosticar el pie diabético deberemos considerar la historia clínica del paciente, realizar una anamnesis sintomática, e inspeccionar exhaustivamente los pies, valorando tanto el estado vascular como neurológico. Además, se recomienda valorar la presencia de deformidades, alteraciones biomecánicas y el estado de la piel y uñas.

La clasificación de Wagner del pie diabético es la escala más utilizada por su simplicidad y eficacia para valorar y realizar el seguimiento de los pies de las personas diabéticas. Integra 6 estados, donde el 0 es el pie de riesgo y el sexto es la gangrena extensa.

Para prevenir la aparición y reincidencias, o impedir el empeoramiento de complicaciones derivadas del pie diabético se hace necesario llevar a cabo una serie de cuidados diarios.

En primeria instancia deberemos asegurarnos del que el paciente esté concienciado de la importancia de un buen control glucémico y esté capacitado para lograrlo. Para ello, le educaremos en los hábitos alimentarios y deportivos adecuados para las personas diabéticas, así como la necesidad de la personalización.

En segundo lugar, le ayudaremos a dejar el hábito tabáquico o el alcohol si se da el caso. De la misma manera se hará hincapié en prevenir o reducir aquellos factores que aumenten el riesgo de padecer afectaciones del pie diabético como son la obesidad y la hipertensión.

Un buen cuidado e inspección diaria se harán imprescindibles para reducir la posibilidad de desarrollar úlceras en nuestros pies. El calzado será cómodo, transpirable y que no dificulten la circulación sanguínea. Se lavarán los pies con agua templada y se cortarán las uñas con tijeras de punta roma en línea recta.

En cuanto al tratamiento, existen diferentes formas y líneas de actuación que persiguen la cicatrización y curación de la úlcera. Este tratamiento tiene como puntos principales el control metabólico y los autocuidados del paciente, así como un tratamiento sanitario más específico. Éste último se basará en administrar una terapia antimicrobiana que controle y erradique la sepsis, así como una terapia local aplicada directamente sobre la úlcera, que consiste en realizar curas en cortos espacios de tiempo (12-24-48 horas) en función del exudado, en ambiente húmedo para que favorezca la granulación y cicatrización. Se pueden utilizar también otras terapias como los factores de crecimiento, la oxigenación hiperbárica e incluso la terapia de presión negativa, aunque de esta última no existe literatura suficiente que evidencie sus resultados positivos. En las otras dos primeras deben darse algunos requisitos, entre ellos, que no exista infección clínica y que exista adecuada circulación.

Es muy importante saber reconocer los signos de infección y realizar un correcto desbridamiento que elimine todo el tejido necrótico pero sin dañar el de granulación. También es crucial conocer el arsenal de apósitos de los que disponemos y cuáles son sus características, para poder utilizarlos de la forma más óptima posible haciendo que la recuperación del paciente sea rápida y sin producir gastos innecesarios.

Tenemos que tener en cuenta que en cada grado de lesión según Wagner, la úlcera presentará unas características y necesidades diferentes y específicas, por eso es muy importante saber identificar el grado en el que se encuentra y poder aplicar los cuidados correctos.

No debemos olvidarnos que las úlceras de pie diabético son procesos muy dolorosos y nuestra labor como enfermeras es controlarlo. Debemos proporcionar cuidados con tratamientos no farmacológicos y, siguiendo prescripción médica, administrar medicamentos con propiedades analgésicas que alivien el proceso doloroso.

10 BIBLIOGRAFÍA

1. American Academy of Orthopaedic Surgeons. Cuidado del pie diabético (Care of the Diabetic Foot). OrthoInfo [Internet]. 2013 [citado 15 Agosto 2016]:1. Disponible en: http://orthoinfo.aaos.org/topic.cfm?topic=a00698

2. Del Castillo Tirado RA, Fernández López JA, Del Castillo Tirado FJ. Guía de práctica clínica en el pie diabético. Archivos de medicina [Internet]. 2014 [citado 16 Agosto 2016]; 10(2:1):1-17. Disponible en: http://www.archivosdemedicina.com/medicina-de-familia/gua-de-prctica-clnica-en-el-pie-diabtico.pdf

3. Grupo de Trabajo Internacional sobre el Pie Diabético (IWGDF, International Working Group on the Diabetic Foot) [Internet]. Guía práctica y específica para el tratamiento y la prevención del pie diabético. 2011 [citado 17 Agosto 2016]:1-17. Disponible en: http://iwgdf.org/map-es

4. Palacios Soler L, Fàbregas Escurriola M. Pie Diabético. 3 Clics. Institut Català de la Salut [Internet]. 2014 [citado 18 Agosto 2016]:1-8. Disponible en: http://www.ics.gencat.cat/3clics/main.php?page=GuiaPage&idGuia=9&lang=CAS

5. Organización Mundial de la Salud (OMS) [Internet]. Centro de prensa. Diabetes. Enero 2015 [citado 22 Agosto 2016]. Disponible en: http://www.who.int/mediacentre/factsheets/fs312/es/

6. International Diabetes Federation [Internet]. La carga mundial. 2015 [citado 23 Agosto 2016]. Disponible en: http://www.idf.org/diabetesatlas/5e/es/la-carga-mundial?language=es

7. Egea Fernández AF, Romero Estudillo E. Guía básica de enfermería para personas con diabetes en Atención Primaria. [Internet]. Madrid: Editorial de Publicaciones de INGESA: 1895. [10/07/2016]. Disponible en: http://www.ingesa.msssi.gob.es/estadEstudios/documPublica/internet/pdf/Guia_Basica_Enfermeria_Diabetes.pdf

8. Sibbald RG, Ayello EA, Alavi A, Ostrow B, Lowe J, Botros M et al. Screening for the High-Risk Diabetic Foot: A 60-second Tool. Adv Skin Wound Care [Internet]. 2012 [12/07/2016]; Volumen (25): 465- 476. Disponible en: http://woundpedia.com/wp-content/uploads/2012/10/Screening-for-the-High-Risk-Diabetic-Foot-A-60-Second-Tool.pdf

9. Gail Woodbury M, Sibbald RG, Ostrow B, Persaud R, Lowe JM. Tool for rapid and easy identification of high risk diabetic foot: validation and clinical pilot of the simplified 60 second diabetic foot screening tool. PLoS ONE [Internet]. 2015 [12/07/2016]; Volumen (10): 6. Disponible en: http://journals.plos.org/plosone/article?id=10.1371/journal.pone.0125578

10. International Working Group on the Diabetic Foot. Prevention and management of foot problems in diabetes: a Summary Guidance for daily practice 2015, based on the IWGDF Guidance documents. Diabetes Metab. Res. Rev. [Internet]. 2015 [24/06/2016]. Disponible en: http://iwgdf.org/guidelines/summary-guidance-for-the-daily-practice-2015/

11. Aguilar Diosdado M, Acosta Delgado D, Avila Lachica L, Barrera Becerra C, Carrascosa Salmoral MP, Cornejo Castilla M et al. Proceso asistencial integrado diabetes mellitus. [Internet]. 1º ed. Sevilla: Junta de Andalucía, Consejería de Salud; Marzo 2011. [16/07/2016]. Disponible en: http://www.juntadeandalucia.es/salud/export/sites/csalud/galerias/documentos/p_3_p_3_procesos_asistenciales_integrados/diabet

es_mellitus/diabetes_mellitus.pdf

12. Grupo de Estudio de la Diabetes en Atención Primaria de Salud de la Societat Catalana de Medicina Familiar i Comunitaria. Diabetes Mellitus tipo 2: Protocolo de actuación. [Internet] FMC. Disponible en: http://www.sediabetes.org/gestor/upload/file/00003582archivo.pdf

13. Hingorani A, LaMuraglia GM, Henke P, Meissner MH, Loretz L, Zinszer KM. The management of diabetic foot: A clinical practice guideline by the Society for Vascular Surgery in collaboration with the American Podiatric Medical Association and the Society for Vascular Medicine. J. Vasc. Surg. [Internet]. 2016 [14/07/2016]; Volumen 63 (3S-21S). Disponible en: http://www.jvascsurg.org/article/S0741-5214(15)02025-X/fulltext

14. Grupo del Programa de Atención Integral a la Diabetes Mellitus, Dirección General de Planificación y Aseguramiento. Servicio Aragonés de Salud. Manual de procedimientos Diabetes Mellitus. [Internet]. 2015 [20/07/2016]. Disponible en: http://www.iacs.aragon.es/econocimiento/documentos/ueea/efectividad-calidad-cuidados/diabetes/2.Manual%20de%20procedimientos%20Diabetes.pdf

15. Amin N, Doupis J. Diabetic foot disease: From the evaluation of the "foot at risk" to the novel diabetic ulcer treatment modalities. Worl J Diabetes [Internet]. 2016 [20/07/2016]; Volumen (7): 153-164. Disponible en: http://www.ncbi.nlm.nih.gov/pmc/articles/PMC4824686/

16. Restrepo Medrano JC. Instrumentos de monitorización clínica y medida de la cicatrización en ulceras por presión y ulceras de la extremidad inferior. Desarrollo y validación de un índice de medida [tesis doctoral]. Alicante: Universidad de Alicante; 2010. Disponible en: http://gneaupp.info/wpcontent/uploads/2014/12/40_pdf.pdf

17. Oliva Mompean F, Muñoz Boo JL, Manjon Collado M, Martinez Lao MT, Huerga Dominguez JC, Reina Galvez N et al. Diagnóstico y tratamiento del pie diabético, ulceras por presión y ulceras venosas. Servicio de Cirugia General, Hospital Universitario Virgen Macarena y Area. Servicio Andaluz de Salud, Consejeria de

Salud. Sevilla: 2003. Disponible en: http://www.hospital-macarena.com/usr/home/hospitalmacarena.com/web/images/file/profesionales/documentos_clinicos_interes/LIBRO_ULCERAS.pdf

18. Boada Valmaseda A, Amaya Baro M, Hernandez Lopez T. Pie diabético y manejo del dolor neuropatico. Madrid: International Marketing and Communication, 2012. Disponible en: https://enfermeria.lillypro.es/neurociencias/_assets/pdf/formacion-enferm.pdf

19. Canadian Association of Wound Care [sede Web]. Canada: Association canadienne du soin des plaies; 2016. Inlow's 60 second Diabetic Foot Screen, Diabetic Foot Screen [1]. Disponible en: http://cawc.net/en/index.php/resources/60-second-diabetic-foot-screen/

20. Rincon Y, Gil V, Pachecho J, Benitez I, Sanchez M. Evaluacion y tratamiento del pie diabético. Rev. Venez. Endocrinol. Metab. [Revista en Internet] 2012 [21/07/2016]; 10 (3): 12. Disponible en: http://www.scielo.org.ve/scielo.php?script=sci_arttext&pid=S1690-31102012000300008

21. Fisterra.com, Atención Primaria en la Red. Cuidados del pie diabético [sede Web]. La Coruña: Elsevier [actualizada en 24 marzo 2010; acceso 2 de abril de 2010]. Disponible en: http://www.fisterra.com/salud/1infoConse/pieDiabetico.asp

22. Iglesias, R., Barutell, L., Artola, S., Serrano, R., (2014). Resumen de las recomendaciones de la American Diabetes Association (ADA) 2014 para la práctica clínica en el manejo de la diabetes mellitus. *Diabetes Práctica, 5* (SuplExtr 2), 1-24

23. Martinez Gómez D. Cuidados del Pie Diabético. 2°ed. Madrid: Arán Ediciones; 2007.

24. Bosch M, Sunyol C, Paretas M. Alimentación en la diabetes. En: Figuerola D, editor. Manual de educación terapéutica en diabetes. Barcelona: Ediciones Díaz de Santos; 2011. p.103-118.

25. Calle Pascual A. Nutrición y diabetes: Normas básicas y recomendaciones clínicas. Avances en Diabetología [revista en internet] 1999 Mayo. [Acceso 1 de Junio de 2016]; 15 (Supl. 1): Pp

40-45. Disponible en: http://www.sediabetes.org/resources/revista/00001215archivorevista.pdf

26. Tejedor Hernández L. Prevención del pie diabético a través del autocuidado. Zaragoza: Escuela de Ciencias de la Salud. Universidad de Zaragoza; 2012. Para decir las complicaciones.

27. Álvarez Hernández J. Identificación de factores que influyen en el proceso cicatricial en el pie diabético. En: Palacio de Congresos y Exposiciones de Galicia: Simposio Nacional VIII. Asturias; Hospital Universitario Príncipe de Asturias. 2010. Disponible en: http://www.gneaupp.es/app/adm/simposio-gneaupp/archivos/67_pdf.pdf

28. American Diabetes Association. El cuidado de los pies [sede Web]. [Actualizada en 9 Mayo 2015; acceso 23 de enero de 2016]. Disponible en: http://www.diabetes.org/es/vivir-con-diabetes/complicaciones/el-cuidado-de-los-pies.html

29. American Academy of Orthopaedic Surgeons. Cuidado del pie diabético (Care of the Diabetic Foot) [sede Web]. [Actualizada en Enero 2013; acceso 5 Mayo de 2016]. Disponible en: http://orthoinfo.aaos.org/topic.cfm?topic=A00698

30. Gago Fornells M, García González R. Cuidados de la piel Perilesional. Fundación 3M y DrugFarma, S.L.; 2006.

31. Clinisalud. Cuidados para el pie diabético [material audiovisual]. 2011. Disponible en: http://www.youtube.com/watch?v=W6mxJ1GuYEc

32. Piedica, Clínica del Pie y Tratamiento de Plantillas para Pie en México [sede web]. México: Piedica; 31 agosto 2011 [acceso 5 de Junio de 2016]. Ejercicios para pie diabético [1]. Disponible en: http://clinicadelpiemexico.wordpress.com/2011/08/31/ejercicios-para-pie-diabetico/

33. Cifuentes Hoyos V, Giraldo Hoyos A. Factores de riesgo para el pie diabético en pacientes con diabetes mellitus tipo 2. Medellín (Colombia): Grupo observatorio de la salud pública. Facultad de medicina. Universidad CES; 2010. Disponible en:

http://bdigital.ces.edu.co:8080/dspace/bitstream/123456789/893/2/FACTORES%20DE%20RIESGO%20CAUSANTES%20DE%20PIE%20DIABETICO.pdf.

34. Revista Española de Cardiología: Novedades en hipertensión arterial y diabetes de 2010. [revista en internet] 2016 Julio. [Acceso 19 de Junio de 2016]; 64 (Supl. 1): Pp 20-9. Disponible en: http://www.revespcardiol.org/es/novedades-hipertension-arterial-diabetes-2010/articulo/13190543/

35. CCM Salud. Diabetes: visitar al podólogo de manera regular [Internet]. CCM Salud. 2016 [Acceso 23 Enero 2016]. Disponible en:
http://salud.ccm.net/faq/3056-diabetes-visitar-al-podologo-de-manera-regular

36. Díaz Salina L, Iser Rondon D, Pérez Fuente D, Díaz Salina R, Palacio Verdecia Y. Tratamiento y evolución de pacientes con úlceras del pie diabético. Revista Cubana de Angiología Cirugía Vascular. 2015; 16(1): 29-36. [Consultado: 15/08/2016].Disponible en:
http://scielo.sld.cu/pdf/ang/v16n1/ang05115.pdf

37. Bergin SM, Wraight P. Apósitos para heridas y agentes tópicos con plata para el tratamiento de la úlcera el pie diabético. (Revisión Cochrane traducida). La Biblioteca Cochrane Plus, 2007 número 4. [Consultado: 21/08/2016]. Disponible en:
http://www.ulceras.net/publicaciones/APOSITOS%20PARA%20HERIDAS%20Y20AGENTES%20ToPICOS%20CON%20PLATA%20pd.pdf

38. Boada A. Lesiones cutáneas en el pie diabético. ACTAS Dermo-Sifiliográficas. 2012; 103(5): 348-356. [Consultado: 20/08/2016]. Disponible en:
http://www.actasdermo.org/index.php?p=watermark&idApp=UINPBA000044&piiItem=S0001731011004650&origen=actasdermo&web=actasdermo&urlApp=http://www.actasdermo.org&estadoItem=S300&idiomaItem=es

39. De los Reyes Borrero PJ, Rivera González de Eiris AM, Maraví Olivan R. Manejo del pie diabético. Revista científica HYGIA de Enfermería. 2012; Año XIX (79): 29-41. [Consultado: 06/08/2016]. Disponible en:

www.colegioenfermeriasevilla.es/Publicaciones/Hygia/Hygia79.pdf#page=29

40. Arariguana Zhigue NT. Manejo y clasificación según Wagner (modificada) en pacientes con pie diabético del hospital regional "Isidro Ayora" de Loja durante el periodo marzo-octubre 2014". TESIS ASH. 2015. Disponible en: http://dspace.unl.edu.ec/jspui/bitstream/123456789/12792/1/TESIS.pdf

41. Vargas Soto I. Infecciones de pie diabético. Revista Médica de Costa Rica y Centroamérica. 2014; LXXI (610): 275-280. [Consultado: 08/09/2016]. Disponible en: http://www.medigraphic.com/pdfs/revmedcoscen/rmc-2014/rmc142t.pdf

42. Castro G, Liceaga G, Arrioja A, Calleja JM, Espejel A, Flores J et al. Guía clínica basada en evidencia para el manejo del pie diabético. Med Int Mex [Internet]. 2009 [citado 29 Agosto 2016];25(6):481-526. Disponible en: http://www.piediabeticoceped.com/mi%206-11%20guia.pdf

43. Velasco M. Aspectos diagnósticos y terapéuticos de las úlceras de las piernas. ACTAS Dermo-Sifiliográficas. 2011; 102(10): 780-790. [Consultado: 31/08/2016]. Disponible en: http://www.actasdermo.org/index.php?p=watermark&idApp=UINPBA000044&piiItem=S0001731011002766&origen=actasdermo&web=actasdermo&urlApp=http://www.actasdermo.org&estadoItem=S300&idiomaItem=es

44. López Muñoz D, Muñoz García L, García León S. Estandarización de cuidados en pacientes con úlceras de extremidad inferior de etiología venosa. NURE Investigación. 2012; 9(61): 1-10. [Consultado: 05/08/2016]. Disponible en:
http://www.fuden.es/FICHEROS_ADMINISTRADOR/PROTOCOLO/ NURE61_protocolo_ulceras.pdf

45. Dirección Enfermera del Hospital Universitario Ramón y Cajal. Protocolos de cuidados Pie Diabético. Comunidad de Madrid. 2005. Pág. 5-7. [Consultado: 22/08/2016]. Disponible en:
http://www.madrid.org/cs/Satellite?blobcol=urldata&blobheader=application%2Fpdf&blobkey=id&blobtable=MungoBlobs&blobwhere=1202756185419&ssbinary=true

46. Velazco Vitoria GJ, González A, Ortiz R. Apósitos de quitosano para el tratamiento de pie diabético. Avances en Biomédica. 2012: 1(1): 38-41. [Consultado: 06/08/2016]. Disponible en: https://dialnet.unirioja.es/servlet/articulo?codigo=3988945

47. Beltrán C, Fernández A, Giglio S, Biagini L, Morales R, Pérez J, Aburto I. Tratamiento de la infección en el pie diabético. Revista Chilena Infectología. 2001; 18(3). [Consultado: 05/08/2016]. Disponible en: http://www.scielo.cl/scielo.php?script=sci_arttext&pid=S0716-10182001000300008

48. Enríquez Vega ME, Bobadilla Flores NO, Rodríguez Jiménez OA, Guerra Márquez A, Carrasco Nava L, Varela Silva J. Plasma rico en plaquetas para el tratamiento de úlceras isquémicas del paciente diabético. Revista Mexicana de Angiología. 2012; 40(2): 51-56. [Consultado: 07/08/2016]. Disponible en: www.medigraphic.com/pdfs/revmexang/an-2012/an122a.pdf

49. Mass Basulto G, Cabrera Rodríguez T, Torres Torres F, Vidal Cabrera G, Moya Ávila A, Alonso Abad J. Efectividad del Heberprot P en la úlcera de pie diabético en un área de salud. Revista Finlay. 2014; 4(2): 85-88. [Consultado: 14/08/2016]. Disponible en: http://revfinlay.sld.cu/index.php/finlay/article/view/255/1297

50. Gámez Pérez A, Arteaga Báez JM, Rodríguez Orta CA, López González E, González Cordero F, Rodríguez Rodríguez EE. Ventajas de las plaquetas alogénicas conservadas en el tratamiento de las úlceras de miembros inferiores. Revista Cubana Hematología, Inmunología y Hemoterapia. 2013: 29(1): 104-107. Disponible en: http://scielo.sld.cu/pdf/hih/v29n1/hih12113.pdf

51. Morales Florat JL, Vázquez Torres M, Gutiérrez Postigo Y. Experiencia del programa de Atención Integral a pacientes con pie diabético. Revista Española de Investigaciones quirúrgicas. 2011; 14(4): 208-212. [Consultado: 08/08/2016]. Disponible en: reiq.es/ESP/pdf/REIQ14.4.2011.pdf#page=12

52. Escobar Amarales Y, Torres Romo UR, Escalante Padrón O, Fernández Franch N, Ibarra Viena V, Miranda Rodríguez E. El

Heberprot P® en el tratamiento de úlceras del pie diabético. AMC Revista Archivo Médico de Camagüey. 2014; 18(3): 297-308. [Consultado: 12/08/2016]. Disponible en: http://scielo.sld.cu/pdf/amc/v18n3/amc05030314.pdf

53. Junco Gelpi DA, Moncada Joseph O, Montoya Cordero LE, Blanco Trujillo F, Hernández González JC. Eficacia del Heberprot P® en el tratamiento de las úlceras del pie diabético. MEDISAN. 2012; 16(11): 1707-1711. [Consultado: 04/08/2016]. Disponible en: scielo.sld.cu/pdf/san/v16n11/san071112.pdf

54. Díez Fornes P, Ruiz Hontangas A, Palomar Fons R. Estudio retrospectivo sobre la eficacia del tratamiento de las úlceras en el pie diabético mediante oxigenoterapia tópica. Enfermería Dermatológica. 2015; 9(25): 31-38. Disponible en: https://dialnet.unirioja.es/servlet/articulo?codigo=5423376

55. Blanes JI, Clará A, Lozano F, Alcalá D, Doiz E, Merino R, González del Castillo J, Barberán J, Zaragoza R, García Sanchez JE. Documento de consenso sobre el tratamiento de las infecciones en el pie diabético. Angiología. 2012; 64(1):31-59. [Consultado: 21/08/2016]. Disponible en: http://www.elsevier.es/es-revista-angiologia-294-linkresolver-documento-consenso-sobre-el-tratamiento-S0003317011001556

56. Aguirre Rodríguez CJ, Hernández Martínez N, Molina Montoya M, Torres Andrés. Actuacion ante pie diabético en Atención Primaria. Medicina General. 2008; 111: 726-728. Disponible en: http://www.mgyf.org/medicinageneral/revista_111/pdf/726-728.pdf

57. Tizón Bouza E, Dovale Robles MN, Fernández García MY, Fernández Veiga C, López Vilela M, Mouteira Vázquez M, Penabad Penabad S, Rodríguez Martínez O, Vázquez Torrado R. Atención de enfermería en la prevención y cuidados del pie diabético. Atención Primaria. 2004; 34(5): 263-271. Disponible en: http://ac.els-cdn.com/S0212656704708458/1-s2.0-S0212656704708458-main.pdf?_tid=63b3093c-6fe7-11e6-a092-00000aacb361&acdnat=1472695208_b39f4b62a468c6f3b7f6f76bf17d3254

58. Sell Lluveras JL, Miguel Dominguez I. Guía práctica para el diagnóstico y tratamiento del síndrome del pie diabético. Revista

Cubana Endocrinología. 2001; 12(3): 188-197. [Consultado: 17/08/2016]. Disponible en: http://bvs.sld.cu/revistas/end/vol12_3_01/end08301.pdf

59. Gómez Hoyos E, Levy AE, Díaz Pérez A, Cuesta Hernández M, Montañez Zorrilla C, Calle Pascual AL. Pie Diabético. Semin Fund Esp Reumatol [Internet]. 2012 [citado 25 Agosto 2016];13(4):119–129. Disponible en: http://www.elsevier.es/es-revista-seminarios-fundacion-espanola-reumatologia-274-articulo-pie-diabetico-S1577356612000309

60. Rodríguez Blanco D. Intervención de enfermería en el proceso de protetización de los pacientes sometidos a una amputación. Universidad de Valladolid [Internet]. 2014 [citado 26 Agosto 2016]. Disponible en: https://uvadoc.uva.es/bitstream/10324/4438/6/TFG-H3

61. American College of Foot and Ankle Surgeons (ACFAS) [Internet]. Diabetes y amputación de pies. [citado 27 Agosto 2016]. Disponible en: http://www.acfas.org/content.aspx?id=1122

62. World Health Organization (WHO) [Internet].Directrices de la OMS sobre el tratamiento farmacológico del dolor persistente en niños con enfermedades médicas. 2012 [citado 28 Agosto 2016]. Disponible en: http://www.who.int/medicines/areas/quality_safety/3PedPainGLs_coverspanish.pdf

63. Pozo Alonso AJ. Aspectos clínicos y tratamiento farmacológico del dolor neuropático. Rev Cubana Pediatr [Internet]. 2015 Dic [citado 8 Sept 2016]; 87(4):499-506. Disponible en: http://scielo.sld.cu/scielo.php?script=sci_arttext&pid=S0034-75312015000400012&lng=es.

64. Muñoz Rodríguez A, Ballesteros Úbeda MV, Escanciano Pérez I, Polimón Olibarrieta I, Díaz Ramírez C, González Sánchez J, Aparicio Martín A, Sánchez Mirantes A, Búa Ocaña S, López Hernández R, Caballero Romero MA. Manual de protocolos y procedimientos en el cuidado de las heridas. Madrid: Hospital Universitario Móstoles; 2011.

65. Belén Larrea A., Marcela Ávila Á., Cindy Raddatz M. Manejo del

dolor en pacientes quemados. Rev. chil. anest. 2015;44(1):78-95.

66. 1aria [internet]. Escalera-ascensor analgésico de la OMS y los fármacos del dolor. Actualizado Mayo 2015 [citado 30 Agosto 2016]. Disponible en: http://www.1aria.com/contenido/dolor/programa-dolor/dolor-tratamiento/dolor-tratamiento-escalera-oms-farmacos

EDITOR: *Diego Molina Ruiz*

11 ANEXOS

ANEXO 1. TABLA 1.

Tabla 1. Frecuencia de inspección recomendada por la Sociedad Española de Diabetes (SED) y Asociación Americana de Diabetes (ADA)

RIESGO	CARACTERISTICAS	FRECUENCIA DE INSPECCIÓN
BAJO RIESGO	Sensibilidad conservada y pulsos palpables	Anual
RIESGO MODERADO	Neuropatía, ausencia de pulsos u otro factor de riesgo	Cada 3-6 meses (visitas de control)
ALTO RIESGO	Neuropatía o pulsos ausentes junto a deformidad o cambios en la piel o úlcera previa	Cada 1-3 meses
PIE ULCERADO		Tratamiento individualizado Derivación a Cirugía Vascular si es preciso

Fuente: Grupo del Programa de Atención Integral a la Diabetes Mellitus, Dirección General de Planificación y Aseguramiento. Servicio Aragonés de Salud. Manual de procedimientos Diabetes Mellitus. [Internet]. 2015 [20/07/2016]. Disponible en: http://www.iacs.aragon.es/econocimiento/documentos/ueea/efectividad-calidad-cuidados/diabetes/2.Manual%20de%20procedimientos%20Diabetes.pdf

EDITOR: *Diego Molina Ruiz*

ANEXO 2. TABLA 2.

Tabla 2. Interpretación del Índice tobillo-brazo (ITB)

ITB	Interpretación
>1,3	Sospecha de calcificación arterial
0,91-1,3	Normal
0.9-0,71	Obstrucción leve
0,7-0,41	Obstrucción moderada
<0,40	Obstrucción grave

Fuente: Aguilar Diosdado M, Acosta Delgado D, Avila Lachica L, Barrera Becerra C, Carrascosa Salmoral MP, Cornejo Castilla M et al. Proceso asistencial integrado diabetes mellitus. [Internet]. 1º ed. Sevilla: Junta de Andalucía, Consejería de Salud; Marzo 2011. [16/07/2016]. Disponible en:

http://www.juntadeandalucia.es/salud/export/sites/csalud/galerias/documentos/p_3_p_3_procesos_asistenciales_integrados/diabetes_mellitus/diabetes_mellitus.pdf

EDITOR: *Diego Molina Ruiz*

ANEXO 3. TABLA 3

Tabla 3. Escala traducida Screening for the High-Risk Diabeic Foot: A 60-second Tool

Screening para el pie diabético de alto riesgo: una herramienta de 60 segundos (2012)				
Nombre: _____ Identificación:_____ Teléfono:_____ Servicio:_____ Fecha de nacimiento:____/____/____ Género: M/F Años con diabetes:___ Grupo étnico: Raza negra/Asiático/Caucásico/Mixto/Otros Fecha del examen:___/___/___			**COMPROBAR AMBOS PIES** (rodea la respuesta correcta) "SI" en ambos pies = ALTO RIESGO IZQUIERDO	DERECHO
HISTORIA	1.	Ulcera previa	O SÍ	O SÍ
	2.	Amputación previa	O SÍ	O SÍ
EXAMEN FÍSICO	3.	Deformidad	O SÍ	O SÍ
	4.	Uña del pie encarnada	O SÍ	O SÍ
	5.	Pulsos pedales ausentes	O SÍ	O SÍ
LESIONES EN LOS PIES	6.	Ulcera activa	O SÍ	O SÍ
	7.	Ampolla	O SÍ	O SÍ
	8.	Callos	O SÍ	O SÍ
	9.	Grietas	O SÍ	O SÍ

NEUROPATÍA	10.	Examen Monofilamento:
		
		 a) Derecho____/10 negativos
		          (>4negativos=Sí)
		
		 b) Izquierdo_____/10 negativos
		   (>4 negativos=Sí)
			O SÍ	O SÍ

PLAN

a) **SCREENING POSITIVO-** Cuando hay una o más respuestas positivas. **Derivar al podólogo o al equipo sanitario para prevención, tratamiento y, seguimiento.** (Deformidad ósea, ulcera activa, ausencia de pulsos son los más urgentes). Estos individuos están en riesgo de desarrollar ulceras y/o infección. Los pacientes deberían ser educados para detectar y reportar los cambios, mientras esperan la cita del especialista.

    Derivación a:_____ **Fecha de la cita:** _____

b) **SCREENING NEGATIVO-** Todos los resultados son negatives. **Derivación no requerida.** Educar a los pacientes para que informen sobre cualquier cambio a su profesional sanitario y re-examinar en 1 año

    Fecha del reconocimiento annual:_____/_____/_____

    Completado por:_____ Fecha:_____

Fuente: Sibbald RG, Ayello EA, Alavi A, Ostrow B, Lowe J, Botros M et al. Screening for the High-Risk Diabetic Foot: A 60-second Tool. Adv Skin Wound Care [Internet]. 2012 [12/07/2016]; Volumen (25): 465- 476. Disponible en: http://woundpedia.com/wp-content/uploads/2012/10/Screening-for-the-High-Risk-Diabetic-Foot-A-60-Second-Tool.pdf

ANEXO 4. TABLA 4

Tabla 4. Escala traducida Inlow´s 60-second Diabetic Foot Screening Tool

SCREENING PARA EL PIE DIABÉTICO DE 60 SEGUNDOS			
Mirar-20 segundos	Puntuación		Recomendaciones de cuidados
	Izquierdo	Derecho	
1. Piel 0= Intacta y sana;1= seca con hongos o pequeños callos;2= callos grandes;3= ulceración abierta o historia de úlceras previa.			
2. Uñas 0= conservadas;1= Descuidadas;2= Gruesas, dañadas			
3. Deformidad 0= no;2= leve;4= considerable			
4. Calzado 0= apropiado;1= inapropiado;2=causando traumatismo			
Tocar- 10 segundos	Izquierdo	Derecho	Recomendaciones de cuidado
5. Temperatura-Frío 0= pie tibio;1= pie frío			
6. Temperatura-Calor 0= pie tibio;1= pie caliente			
7. Campo de movilidad 0= totalmente movible;1= limitado 2= rígido;3= amputación del dedo gordo			
Evaluar-30 segundos	Izquierdo	Derecho	Recomendaciones de cuidado
8. Sensación- Prueba del monofilamento 0= 10 sitios detecto;2= 7 a 9 sitios detectado;4= 0 a 6 sitios detectado			
9. Sensación 0=No;2= Sí a cualquiera de las preguntas			
10. Pulsos pedales 0=presentes;1= ausentes			
11. Rubor 0= no;1= sí			
12. Eritema 0= no;1= sí			
Puntuación total=			
Puntuación= 0-6→revisión recomendada cada año Puntuación = 7 a 12→revisión recomendada cada 6 meses Puntuación = 13 a 19→revisión recomendada cada 3 meses Puntuación = 20 a 25→revisión recomendada cada 1-3 meses			

EDITOR: *Diego Molina Ruiz*

Fuente: Rincon Y, Gil V, Pachecho J, Benitez I, Sanchez M. Evaluacion y tratamiento del pie diabético. Rev. Venez. Endocrinol. Metab. [Revista en Internet] 2012 [21/07/2016]; 10 (3): 12. Disponible en: http://www.scielo.org.ve/scielo.php?script=sci_arttext&pid=S169031102012000300008

ANEXO 5. TABLA 5.

Tabla 5. Tabla de clasificación de Wagner

Grado 0	Ausencia de úlcera. Pie de riesgo (deformidad, hiperqueratosis)
Grado 1	Úlcera superficial, sin infección clínica
Grado 2	Úlcera profunda que incluye tendón y cápsula articular
Grado 3	Úlcera profunda con abscesos, osteomielitis o sepsis articular
Grado 4	Gangrena localizada (antepié o talón)
Grado 5	Gangrena extensa

Fuente: Rincon Y, Gil V, Pachecho J, Benitez I, Sanchez M. Evaluacion y tratamiento del pie diabético. Rev. Venez. Endocrinol. Metab. [Revista en Internet] 2012 [21/07/2016]; 10 (3): 12. Disponible en: http://www.scielo.org.ve/scielo.php?script=sci_arttext&pid=S1690-31102012000300008

EDITOR: *Diego Molina Ruiz*

ANEXO 6. TABLA 6

Tabla 6. Tabla de clasificación clínica de la infección del pie diabético según infectious Diseases Society of America (IDSA)

Grado	Gravedad de la infección	Manifestaciones clínicas
	No infección	Herida sin signos inflamatorios ni supuración purulenta
	Leve	Presencia de 2 o más signos inflamatorios* Extensión de celulitis/eritema menor o igual a 2 cm alrededor de úlcera Infección limitada a la piel o tejido celular subcutáneo superficial Sin otras complicaciones locales
	Moderada-grave	Presencia de 2 o más signos inflamatorios* Celulitis/eritema mayor a 2 cm alrededor de úlcera Extensión de la infección por debajo fascia superficial Absceso de tejidos profundos Gangrena Afectación de músculo, tendón, articulaciones o hueso
	Muy grave	Infección en paciente con toxicidad sistémica inestabilidad metabólica grave
* Supuración purulenta o eritema, dolor, sensibilidad, calor o induración		

Fuente: Aguilar Diosdado M, Acosta Delgado D, Avila Lachica L, Barrera Becerra C, Carrascosa Salmoral MP, Cornejo Castilla M et al. Proceso asistencial integrado diabetes mellitus. [Internet]. 1º ed. Sevilla: Junta de Andalucía, Consejería de Salud; Marzo 2011. [16/07/2016]. Disponible en:
http://www.juntadeandalucia.es/salud/export/sites/csalud/galerias/documentos/p_3_p_3_procesos_asistenciales_integrados/diabetes_mellitus/diabetes_mellitus.pdf

EDITOR: *Diego Molina Ruiz*

ANEXO 7. FIGURA 1

Figura 1. Problemas en el Pie Diabético

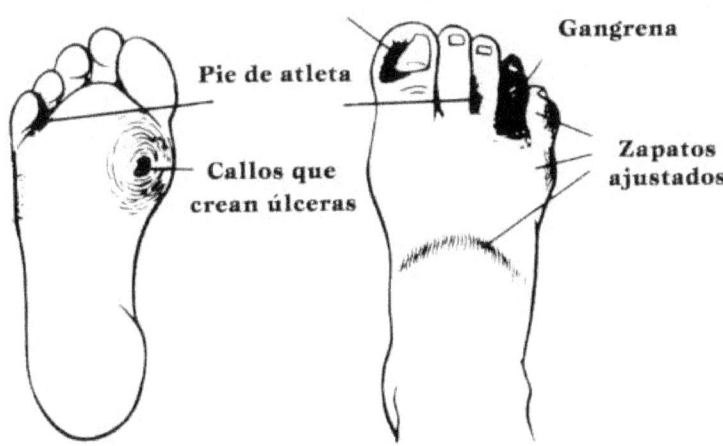

Problemas comunes del pie necesitan cuidado especial

Fuente: Elaboración propia

EDITOR: *Diego Molina Ruiz*

ANEXO 8. TABLA 7.

Tabla 7. Tabla resumen de actuación en cura local ante úlcera de pie diabético.

TIPO DE TEJIDO	NIVEL DE EXUDADO	ACTUACIÓN
Necrótico seco	Nulo	Desbridamiento enzimático (iruxol mono) Desbridamiento autolítico (hidrogeles) Desbridamiento cortante
Necrótico húmedo	Alto	Desbridamiento cortante y Alginato con apósito de poliuretano
Con signos locales de infección	Medio/alto	Reducir la carga bacteriana con apósito de carbono más apósito de poliuretano.
Granulación	Bajo/nulo	Humectar con hidrogel más apósito de poliuretano. Humectar con suero fisiológico más apósito de poliuretano,
Granulación	Medio	Humectar con apósito de poliuretano. Humectar con apósito hidrocoloide
Granulación	Alto	Canalizar el exceso de exudado con alginato cálcico más apósito de poliuretano
Epitelización	Bajo/nulo	Protección de la herida con apósito de poliuretano más hidrogel.

Fuente: Dirección Enfermera del Hospital Universitario Ramón y Cajal. Protocolos de cuidados Pie Diabético. Comunidad de Madrid. 2005. Pág. 5-7. [Consultado: 22/08/2016]. Disponible en:

http://www.madrid.org/cs/Satellite?blobcol=urldata&blobheader=application%2Fpdf&blobkey=id&blobtable=MungoBlobs&blobwhere=1202756185419&ssbinary=true

EDITOR: *Diego Molina Ruiz*

ANEXO 9. FIGURA 2.

Figura 2. Escala EVA

SIN DOLOR					DOLOR MODERADO					MÁXIMO DOLOR
0	1	2	3	4	5	6	7	8	9	10

Fuente: Muñoz Rodríguez A, Ballesteros Úbeda MV, Escanciano Pérez I, Polimón Olibarrieta I, Díaz Ramírez C, González Sánchez J, Aparicio Martín A, Sánchez Morantes A, Búa Ocaña S, López Hernández R, Caballero Romero MA. Manual de protocolos y procedimientos en el cuidado de las heridas. Disponible en: http://gneaupp.info/manual-de-protocolos-y-procedimientos-en-el-cuidado-de-las-heridas/

EDITOR: *Diego Molina Ruiz*

ANEXO 10. TABLA 8.

Tabla 8. Escalera analgésica de la OMS

Escalón 1. Dolor leve	Escalón 2. Dolor moderado	Escalón 3. Dolor severo
• Analgésicos no opioides • Coadyuvantes*	• Opioides débiles • Analgésicos no opioides • Coadyuvantes*	• Opioides fuertes • Analgésicos no opioides • Coadyuvantes*
Ej: AINE, paracetamol, metamizol.	Ej: Codeína, dihidrocodeína, tramadol.	Ej: Morfina, fentanilo, oxicodona, metadona, buprenorfina.

* Coadyuvantes: Corticoides, antidepresivos, anticonvulsionantes, fenotiazinas…

Fuente: 1aria [internet]. Escalera-ascensor analgésico de la OMS y los fármacos del dolor. Actualizado Mayo 2015 [citado 30 Agosto 2016]. Disponible en:
http://www.1aria.com/contenido/dolor/programa-dolor/dolor-tratamiento/dolor-tratamiento-escalera-oms-farmacos

EDITOR: *Diego Molina Ruiz*

SOBRE EL EDITOR

DIEGO MOLINA RUIZ, Puertollano (Ciudad Real), 15 de Febrero de 1959.

Formación académica

Licenciado en Enfermería. Universidad Hogeschool Zeeland (Holanda) 2002. Especialista en Enfermería Médico-Quirúrgica. Master en Ciencias de la Enfermería. Universidad de Huelva. Diploma de Estudios Avanzados en Medicina Preventiva y Salud Pública, Universidad de Huelva.

Lugar de trabajo

Enfermero Comunitario UGC Gibraleón del Distrito Sanitario Huelva Costa Condado Campiña.

Profesor asociado Departamento de Enfermería, Universidad de Huelva.

Experiencia previa

Autor y Editor de editorial especializada CC SS. Enfo Ediciones, FUDEN, Madrid.

Como docente ha impartido los Módulos 6 sobre Técnicas de Resonancia Magnética y 7 sobre Técnicas de asistencia en Exploraciones Ecográficas del Curso de Formación Profesional Ocupacional "Técnico en Radiodiagnóstico" con Expediente 98/2005/J/221 y N° 21 – 15, de la Consejería de Empleo de la Junta de Andalucía, con un total de 250 horas docentes.

Desde 2006 desarrolla labor docente como profesor asociado en la Universidad de Huelva.

EDITOR: *Diego Molina Ruiz*

Experiencia investigadora

- **Líneas de investigación:** Salud Laboral, Atención Primaria, Preanalítica, Salud Mental.
- **Participación en proyectos de investigación**
  - Investigador colaborador en el proyecto FIS 12/ 1099.
  - En la actualidad participa en un proyecto de investigación en salud FIS.
- **Participación en proyectos editoriales**

    Más de 40 artículos publicados en revistas de enfermería y biomédicas, nacionales e internacionales. Más de 65 capítulos de libros y 36 libros como autor y coordinador.

Otros méritos

Miembro del Comité de Ética Asistencial de Huelva.

SOBRE LOS AUTORES

GLORIA BERMEJO PÉREZ, Minas de Riotinto (Huelva), 23 de Octubre de 1990.

Formación académica

Diplomada en Enfermería. Universidad de Huelva (2011). Máster en Urgencias, Emergencias, Catástrofes y Acción Humanitaria. Universidad de Sevilla y Fundación SAMU (2014). Experto Universitario en Enfermería Legal y Forense. UNED (2012). Experto Universitario en Patologías Nutricionales en el Siglo XXI. UNED (2012).

Lugar de trabajo

Enfermera Urgencias y Hospitalización en Hospital Universitario Vall D'Hebron (Barcelona).

Experiencia previa

Enfermera Cooperación y Acción Humanitaria en las zonas más desfavorecidas de la provincia de Los Ríos (Ecuador, 2016) y en Isla de Bantayán tras el Tifón Haiyan (Filipinas, 2013). Enfermera del trabajo en Cepsa Refinería (La Rábida, Huelva; 2015). Enfermera UCI Hospital Punta de Europa (Algeciras, Cádiz; 2014). Enfermera Urgencias Hospital de Especialidades de Jerez (Jerez de la Frontera, Cádiz; 2014). Enfermera Centro Psicodeficientes "San Sebastián" (Cantillana, Sevilla; 2014). Live In Home Nursing Care (Douglas, Isle of Man; 2012).

Por añadidura, ha sido docente en el módulo de Acción Humanitaria del Máster de enfermería y medicina en Urgencias, Emergencias, Catástrofes y Acción Humanitaria de la Universidad de Sevilla y Fundación SAMU (Gelves, Sevilla; 2015); y coordinadora y docente de tres cursos de Soporte Vital Básico (SVB) y Desfibrilación Semiautomática (DESA) en ciclos formativos de Auxiliar de Farmacia y Enfermería con un total de 35 horas (Gelves, Sevilla; 2013).

Experiencia investigadora

- Participación en proyecto editorial "Notas sobre el cuidado de Heridas": Autora del libro "Guía de Heridas Agudas" (2016).

- Comunicación Internacional: "Asistencia sanitaria del alumnado del máster de Emergencias y Catástrofes en el Tifón de Filipinas 2013". XII Foro Internacional sobre evaluación de la calidad de la investigación y la educación superior (FECIES) (Sevilla, 2015).

- Trabajo final de máster: "Análisis epidemiológico de la intervención sanitaria prestada en el tifón Haiyan de Filipinas 2013 a lo largo de los cuatro contingentes de Fundación SAMU y SEMECA". Calificación: Matrícula de Honor (Sevilla, 2015).

Publicaciones

Coautora del libro 1 *Guía de Heridas Agudas*, de la colección *Notas sobre el cuidado de Heridas*. (Libro impreso). Editado por Molina Moreno Editores. Con ISBN-10: 1537605658, en Segunda Edición de 9 de Septiembre de 2016.

ALBA FLORES REYES, Huelva, 19 Noviembre de 1993

Formación académica

Graduada en Enfermería. Universidad de Huelva curso académico 2014/2015.

Máster en Dirección y Gestión de Enfermería año 2016. Universidad Europea de Madrid (UEM).

Diploma de Personal Competencies Trainer año 2016. Universidad Europea de Madrid (UEM).

Experiencia previa

Amplia formación universitaria con prácticas asistenciales en diferentes ámbitos: Hospital de día Juan Ramón Jiménez (Enero-Abril curso académico 2012/2013); Centro de Salud "El Molino"(Mayo-Junio curso académico 2012/2013); Área Quirúrgica Juan Ramón Jiménez (Septiembre-

Noviembre curso académico 2013/2014); Medicina Interna Infanta Elena (Enero-Febrero curso académico 2013/2014); Laboratorio y Rx Infanta Elena (Marzo-Abril curso académico 2013/2014); Centro de salud "La Orden" (Mayo-Junio curso académico 2013/2014); Pediatría-Neonatos-UCIN Juan Ramón Jiménez (Septiembre-Noviembre curso académico 2014/2015); Urgencias infanta Elena (Noviembre-Diciembre curso académico 2014/2015); Comunidad Terapéutica Vázquez Díaz (Enero-Marzo curso académico 2014/2015); Unidad de Cuidados Intensivos Polivalente Juan Ramón Jiménez (Marzo-Mayo-Junio curso académico 2014/2015).

Desde 2014 realiza actividades de voluntariado en Cruz Roja en proyectos de "Infancia Hospitalizada".

Monitora en Jornadas Masivas de RCP Básica en Instituto Alto Conquero (Huelva), invitada por 061, en Octubre de 2014.

Participación en Encuentros CONCIENCIA diabetes desde el año 2013.

Publicaciones

Coordinadora del libro 1 *Heridas Agudas*, de la colección *Notas sobre el cuidado de Heridas*. (Libro impreso). Editado por Molina Moreno Editores. Con ISBN-10: 1534657053, en Primera Edición de 13 de Junio de 2016.

EDITOR: *Diego Molina Ruiz*

TÍTULOS DE LA COLECCIÓN
Notas sobre el cuidado de heridas (15 Libros)

Libro 1: **HERIDAS AGUDAS.** *Notas sobre el cuidado de heridas. Vol. 1*
Libro 2: **QUEMADURAS.** *Notas sobre el cuidado de heridas. Vol. 2*
Libro 3: **HERIDAS TRAUMÁTICAS.** *Notas sobre el cuidado de heridas. Vol. 3*
Libro 4: **HERIDAS QUIRURGICAS.** *Notas sobre el cuidado de heridas. Vol. 4*
Libro 5: **HERIDAS CRONICAS.** *Notas sobre el cuidado de heridas. Vol. 5*
Libro 6: **HERIDAS INFECTADAS.** *Notas sobre el cuidado de heridas. Vol. 6*
Libro 7: **LESIONES CUTÁNEAS.** *Notas sobre el cuidado de heridas. Vol. 7*
Libro 8: **CUIDADO OSTOMIZADOS.** *Notas sobre el cuidado de heridas. Vol. 8*
Libro 9: **CUIDADO TRAQUEOSTOMÍAS.** *Notas sobre el cuidado de heridas. Vol. 9*
Libro 10: **DERIVACIONES CUTÁNEAS.** *Notas sobre el cuidado de heridas. Vol. 10*
Libro 11: **ÚLCERAS POR PRESIÓN.** *Notas sobre el cuidado de heridas. Vol. 11*
Libro 12: **PIE DIABÉTICO.** *Notas sobre el cuidado de heridas. Vol. 12*
Libro 13: **ÚLCERAS VASCULARES.** *Notas sobre el cuidado de heridas. Vol. 13*
Libro 14: **ÚLCERAS EXTRIMIDAD INFERIOR.** *Notas sobre el cuidado de heridas. Vol. 14*
Libro 15: **COMPENDIO DE HERIDAS.** *Notas sobre el cuidado de heridas. Vol. 15*

EDITOR: *Diego Molina Ruiz*

Nota del Editor:

Para poder atender cualquier consulta relacionada con el presente libro o bien con la colección a la que pertenece, quedo en todo momento a disposición de todos los lectores en la siguiente dirección de correo electrónico:

molina.moreno.editores@gmail.com

Edición impresa en papel y ebook disponible en:

www.amazon.com y www.amazon.es

EDITOR: *Diego Molina Ruiz*

Copyright © 2016 Diego Molina Ruiz

Edita: Molina Moreno Editores molina.moreno.editores@gmail.com

Diseño de portada: Diego Molina Ruiz

Título del Libro: Pie Diabético

Libro número 12

Serie: Notas sobre el cuidado de Heridas

Primera edición: 16/09/2016

Tapa blanda, número de páginas: 102

Autoría:

Autora: Gloria Bermejo Pérez

Autora: Alba Flores Reyes

Diego Molina Ruiz Ed.

All rights reserved / Todos los derechos reservados

ISBN-10: 153774108X
ISBN-13: 978-1537741086

Edición impresa en papel y ebook disponible en:
www.amazon.com y www.amazon.es

Todos los derechos reservados. Este libro o cualquiera de sus partes no podrán ser reproducidos ni archivados en sistemas recuperables, ni transmitidos en ninguna forma o por ningún medio, ya sean mecánicos o electrónicos, fotocopiadoras, grabaciones o cualquier otro sin el permiso previo de los titulares del Copyright. Las imágenes han sido cedidas por los autores y se prohíbe la reproducción total o parcial de las mismas.

www.ingramcontent.com/pod-product-compliance
Lightning Source LLC
Chambersburg PA
CBHW060358190526
45169CB00002B/653